Monika Richrath
Die Geheimnisse des gesunden Schlafs

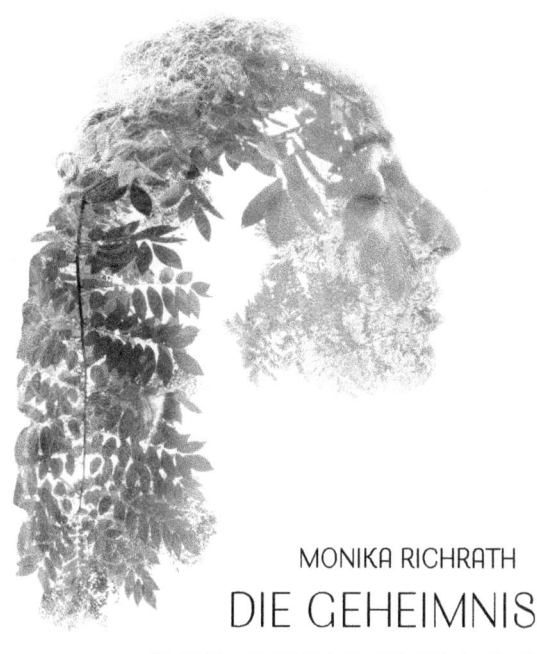

MONIKA RICHRATH

DIE GEHEIMNISSE
DES GESUNDEN SCHLAFS

URSACHEN FÜR SCHLAFSTÖRUNGEN
ENTDECKEN UND AUFLÖSEN

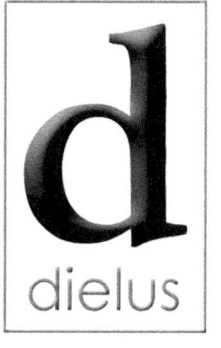

dielus edition
Bücher für ein besseres Leben

Die Geheimnisse des gesunden Schlafs, Monika Richrath
© 2018 dielus edition Leipzig, Impressum siehe: www.dielus.com
Alle Rechte vorbehalten.

Dieses Buch wird von einem unabhängigen Buchverlag verlegt. Es wird versichert, dass keine Beteiligungen durch internationale Investorengruppen, Großverlage oder sonstige Konzerne bestehen. Der Inhalt dieses Ratgebers folgt ausschließlich freigeistigen und fachlich orientierten Gesichtspunkten.

Umschlagabbildungen
und Illustrationen Innenteil: ©iStock.com/Victor_Tongdee

Lektorat/Korrektorat: Maren Klingelhöfer
www.maren-klingelhoefer.de

ISBN: 978-3-9819383-8-8

Bibliografische Information der Deutschen Bibliothek: Die Deutsche Bibliothek verzeichnet diese Publikation in der Deutschen Nationalbibliografie; detaillierte bibliografische Daten sind im Internet abrufbar über https://portal.d-nb.de.

Inhaltsverzeichnis

Vorwort

Gut zu schlafen ist heutzutage für sehr viele Menschen nicht mehr ohne Weiteres möglich. Zunehmend entwickeln sich Schlafstörungen zu einer Volkskrankheit, von der Menschen aller Altersgruppen betroffen sind.

Laut DAK-Gesundheitsreport aus dem Jahr 2017 geben 80 % der Erwerbstätigen an, unter Schlafstörungen zu leiden. Seit 2010 sollen Schlafstörungen bei Berufstätigen in der Altersgruppe von 35 bis 65 Jahren um unglaubliche 66 % angestiegen sein. Knapp jeder zehnte Arbeitnehmer soll unter schweren Schlafstörungen leiden, die Hälfte aller Erwerbstätigen sei tagsüber müde und ein Drittel regelmäßig erschöpft.

In anderen Ländern sieht es übrigens nicht wesentlich besser aus. Statistiken belegen, dass der Großteil der Weltbevölkerung nur knapp sieben Stunden täglich schläft. Das Schlafbedürfnis der meisten Menschen liegt jedoch bei siebeneinhalb bis achteinhalb Stunden. Vielleicht tröstet es Sie ja etwas, dass nicht nur Sie zu wenig Schlaf finden, sondern die Bevölkerung weltweit zu wenig schläft – aber damit ist Ihnen ja nicht wirklich geholfen.

Warum können wir nicht mehr problemlos schlafen? Früher traten Schlafstörungen nicht so häufig auf und haben uns auch nicht in solchem Maß verstört, wie es heute der Fall ist. Da wir heutzutage um die Folgen von Schlaflosigkeit und Schlafstörungen wissen, ist uns bewusst: Wir müssen schlafen – und wenn wir nicht einschlafen können, dann bereitet uns dies noch zusätzlichen Stress. Die Angst vor der Schlaflosigkeit ist weit verbreitet. Guter Schlaf wird zu etwas scheinbar Unerreichbarem.

Bei der Suche nach Ursachen landen wir sicherlich bei unserer modernen, von Technologie diktierten Lebensweise. Doch ich glaube, das ist ein wenig zu kurz gegriffen. Denn: An uns werden von außen immer höhere Anforderungen gestellt, so dass es uns immer schwerer fällt, ihnen nachzukommen. Dies führt dann auch dazu, dass wir immer mehr die Verbindung zu uns selbst und unserem Körper verlieren.

Nur ein paar Beispiele: Eine junge Frau beginnt enthusiastisch und voller Elan ihre Arbeit als Pflegekraft, weil sie sich dazu berufen fühlt, etwas für und mit alten Menschen zu machen; eine Entscheidung aus Liebe also. Schnell wird sie aber eines Besseren belehrt. Sie hat gar keine Zeit, sich mit den alten Menschen, die sie zu betreuen hat, zu unterhalten und ihnen das Gefühl zu geben, dass sie sich freut, sie zu sehen. Denn ihre Arbeit wird im Minutentakt abgerechnet, und wenn sie mit dem Plan in Verzug gerät, bekommt sie Schwierigkeiten. So hetzt sie den ganzen Tag herum und kauft sich ihr Mittagessen an der Imbissbude. Abends fällt sie erschöpft aufs Sofa und will nur noch ihre Ruhe haben. Auf Sport hat sie jetzt keine Lust mehr. Alles, was noch geht, ist fernsehen, vielleicht eine Fertigpizza essen und etwas knabbern … Glauben Sie, dass unsere junge Frau gut schlafen kann?

Oder: Ein junger Mann ist gerade zum ersten Mal Vater geworden und versucht, eine andere Art von Vater zu werden als der eigene. Er versucht, sich einzubringen und zu beteiligen, teilzuhaben an der Entwicklung seines Kindes. Gleichzeitig steht er unter großem Druck, weil er jetzt der Alleinverdiener in der Familie ist, von ihm hängt alles ab, er will es nun besonders gut machen im Job, kann sich tagsüber aber kaum konzentrieren, weil er nicht durchschlafen kann.

Oder: Eine 50-Jährige konnte keine Stelle mehr finden und hat sich vor Kurzem selbstständig gemacht. Sie hat keine Vorbilder und muss sich alles selbst erarbeiten. Auch wenn sie es genießt, nun selbst für alles verantwortlich zu sein, sitzt ihr ständig die Angst im Nacken. Was, wenn keine Kunden kommen? Was, wenn sie scheitert? Hat sie wirklich die richtige Entscheidung getroffen? Noch bis kurz vor dem Schlafengehen sitzt sie vor dem Computer oder Smartphone, knüpft Verbindungen und informiert sich. Nur widerstrebend geht sie ins Bett und wälzt sich stundenlang herum, bevor sie schließlich einschläft. Nach einer Weile beginnt sie sogar, den Augenblick zu fürchten, an dem sie ins Bett gehen muss.

Dies sind nur ein paar Beispiele von Menschen, die aufgrund ihrer persönlichen Situation aus dem Tritt geraten. Es sieht so aus, als seien sie das Opfer ihrer jeweiligen Lebenslage, aber der Eindruck täuscht.

Ich selbst habe übrigens auch eine eigene Geschichte mit dem Schlaf, die die ganze Bandbreite von sehr gutem Schlaf bis sehr schlechtem Schlaf umfasst. Lange hielt ich meine diversen Erkrankungen (Fibromyalgie, Hashimoto-Thyreoiditis, Nebennierenschwäche) für die Ursache meiner Schlafstörungen.

Es gab in meinem Leben aber auch eine Zeit, in der der beste Moment des Tages der Augenblick war, in dem ich ins Bett ging, weil ich wusste, dass ich mich im Schlaf nicht mit der Außenwelt auseinandersetzen musste, sondern meine Ruhe hatte!

Nach intensiver Beschäftigung mit dem Thema Schlaf habe ich meine Meinung über Schlafstörungen grundlegend geändert. Dabei haben mir drei Menschen ganz besonders geholfen: der Filmemacher und Buchautor Florian Opitz, die Journalistin und Autorin Arianna Huffington und die Autorin Julia Ross, die sich besonders mit dem Gebiet der Ernährungspsychologie befasst.

Alle haben mich auf ihre Weise zu der Überzeugung gebracht, dass wir mehr brauchen als eine zu uns passende Schlafroutine, die uns hilft, unsere erlernten schlaffeindlichen Verhaltensweisen abzulegen und dafür zu sorgen, dass unser Schlaf gesund und heilsam ist.

Damit guter Schlaf für Sie nicht länger ein unlösbares Problem darstellt, gilt es zuallererst, eine grundsätzliche Entscheidung darüber zu treffen, wer Sie sein und wie Sie leben wollen. Ohne diese Entscheidung wird es Ihnen schwerfallen, die entsprechenden Maßnahmen auch konsequent umzusetzen.

Dabei handelt es sich im Grunde genommen um eine sehr einfache und natürliche Entscheidung. Wenn Sie sie erst einmal getroffen haben, werden Sie verblüfft sein, wie leicht Sie Ihren Schlaf zurückerobern können und wie viel ruhiger Ihr Leben dann insgesamt wird.

Die Recherche für dieses Buch fand ich unglaublich spannend und lehrreich und ich denke, dass ich das meiste von dem, was ich dabei gelernt und erfahren habe, nicht mehr vergessen werde. Beim Schreiben wurde mir immer wieder bewusst, was für ein Wunderwerk unser Körper ist – und wie fein die einzelnen Prozesse aufeinander abgestimmt sind. Ich hoffe, dass es Ihnen ebenso gehen wird.

Meine Erkrankungen bestehen übrigens nach wie vor, aber trotzdem ist innerhalb relativ kurzer Zeit eingetreten, was ich niemals für möglich gehalten hätte: Ich freue mich nun wieder, wenn ich ins Bett gehe, ich freue mich auf meinen Schlaf und stehe morgens ausgeruht auf. Das können Sie auch!

Entdecken Sie die Geheimnisse Ihres gesunden Schlafs. Dieses Buch ist so konzipiert, dass Sie selbst herausfinden können, warum Sie entweder nicht ein-, durch- oder ausschlafen können. Von daher können Sie durchaus mit dem Analyseteil in Abschnitt 1.5 beginnen und nur die Kapitel lesen, die mögliche Ursachen für Ihre eigenen Schlafstörungen betreffen. Das wäre aber schade, denn dann entginge Ihnen etwas.

Das Basiswissen über die wichtigsten biologischen Vorgänge des Körpers, die mit Schlaf zusammenhängen, sorgt dafür, dass Sie ein Verständnis für Ursache und Wirkung entwickeln – und daraus die Konsequenzen für sich selbst ziehen können. Ohne dieses Basiswissen mag das wesentlich schwerer fallen. Ich lege Ihnen daher ans Herz, das Buch von vorne bis hinten zu lesen.

Ich wünsche Ihnen viel Freude bei der Rückeroberung Ihres Schlafes und Ihres Lebens!

Ihre

Monika Richrath

KAPITEL 1

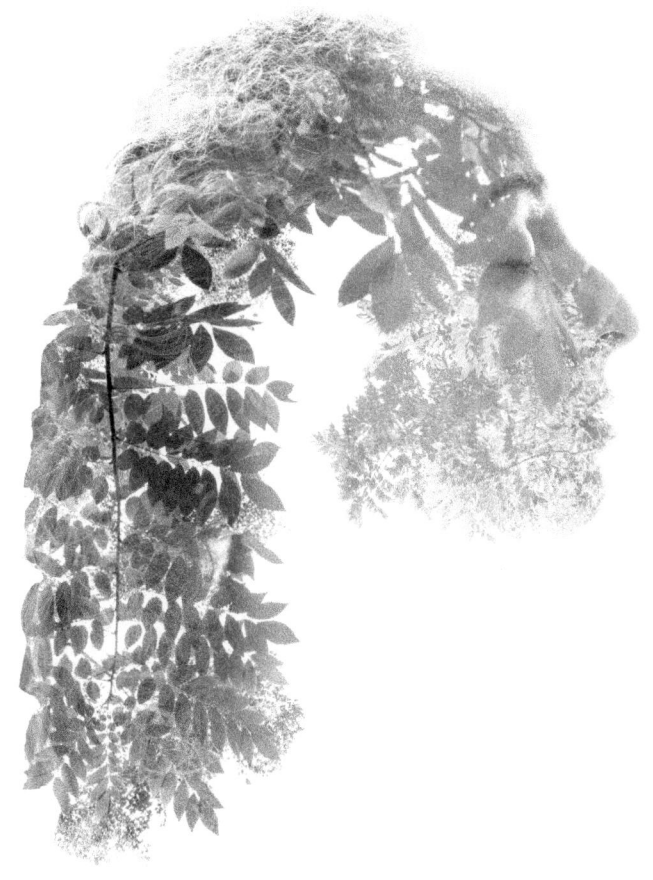

WAS SIE ÜBER
SCHLAF WISSEN SOLLTEN

Kennen Sie das auch: Es ist halb zehn abends, eigentlich sind Sie ziemlich erschöpft und würden gerne ins Bett gehen, aber Sie haben noch so viel zu erledigen. Eigentlich müssten Sie ja noch ein Dokument fertigstellen und einem Bekannten schnell eine Nachricht schicken, um den Termin für morgen zu bestätigen. Weil Sie gerade das Gefühl haben, jetzt endlich einmal ungestört arbeiten zu können, verlieren Sie Ihre Müdigkeit und arbeiten weiter. Eigentlich wissen Sie genau, dass Sie schon lange ins Bett hätten gehen sollen, aber es läuft gerade so gut. Endlich kommen Sie mal voran! Also bleiben Sie sitzen und arbeiten weiter. Warum jetzt schon schlafen? Der Schlaf kann warten …

Wenn es nach Ihnen ginge, könnte der Tag ruhig 30 Stunden haben. Vielleicht könnten Sie dann endlich Ihr Tagespensum halbwegs erledigen und müssten nicht immer das Gefühl haben, mit vielem hinterherzuhinken? Denn das ist die große Frustration unserer Zeit, dass wir einfach häufig das Gefühl haben, es ist nie genug und es nimmt kein Ende mit den zu erledigenden Aufgaben. Kein Wunder, dass immer mehr Menschen im Burnout landen.

In den vergangenen 40 Jahren ist der Anteil psychischer Erkrankungen als Grund für Arbeitsunfähigkeit von 2 % auf 15,1 % gestiegen. Die

Krankmeldungen aufgrund von psychischen Erkrankungen haben sich in diesem Zeitraum verfünffacht. Psychische Erkrankungen sind heute der dritthäufigste Grund für Krankschreibungen insgesamt. Daran gekoppelt ist ebenfalls eine längere Krankheitsdauer – häufig dreimal so lang wie die anderer Krankheiten.

Darüber hinaus sind psychische Erkrankungen der häufigste Grund für krankheitsbedingte Frühberentungen. Diese sind zwischen 1993 und 2015 von 15,4 auf sage und schreibe 42,9 % gestiegen!

Schockierend, oder? Aber obwohl sich die Kosten für die Volkswirtschaft in Milliardenhöhe bewegen (Tendenz immer weiter steigend), scheint bislang kaum ein Wandel im Denken der Unternehmen oder der Gesellschaft insgesamt stattzufinden. Das ist nicht nur schade, sondern gefährlich kurzsichtig.

Kürzlich habe ich eine DVD der Kinderserie Margreth Thursday geschenkt bekommen, die 1972 produziert wurde. Sie spielt zu großen Teilen auf einem Hausboot.

Besagtes Hausboot wird von Pferden einen Kanal entlanggezogen und schiebt sich während des Films immer wieder ganz laaaaangsam durch das Bild. Als Zuschauerin konnte ich mich gar nicht an diesen Bildern sattsehen, ich konnte gar nicht anders, als diese Langsamkeit aufzusaugen, das war Erholung pur.

Diesen Film anzusehen war für mich in gewisser Weise ein Schlüsselerlebnis, denn mir wurde dadurch klar, dass mir etwas verloren gegangen ist in den letzten Jahren – die normale, selbstverständliche Langsamkeit, die sich aus den Dingen selbst ergibt. Diese Langsamkeit habe natürlich nicht nur ich, sondern haben wir alle verloren.

Zudem ist die Muße unserer Gesellschaft als Ganzes verloren gegangen. Selbst die frühere Bastion der Erholung, unsere Freizeit, hat nur noch selten mit Muße zu tun, sondern ist, ganz im Gegenteil, häufig ebenso verplant wie unsere Arbeitszeit.

Freizeit ist uns so kostbar geworden, dass wir so viel wie möglich in sie hineinquetschen, um aus ihr herauszuholen, was herauszuholen ist. Sie soll uns schließlich entschädigen für all die Zeit, in der andere darüber bestimmen, was wir mit uns und unserer Zeit anfangen. Schon haben wir wieder eine Gelegenheit verpasst, zu uns selbst zurückzukommen.

Wie konnte es nur soweit kommen? In alten Kulturen kam man sich selbst schlafend näher, denn es hatte sich die Vorstellung entwickelt, dass der Schlaf Gelegenheit zum Zugang zu einer höheren Seinsebene bietet.

Im alten Ägypten (3000 v. Chr.) stellte man sich z. B. vor, dass die Seele im Schlaf den Körper verlässt und in ein Traumland wandert, wo sie Informationen von den Göttern erhält. Die Traumdeutung spielte zu dieser Zeit eine wichtige Rolle und galt als kunstvolles und intellektuelles Wissen, so dass Priester jahrelang studieren mussten. Offenbar hat es auch eine umfangreiche Bibliothek zur Traumdeutung gegeben.

In der Antike entwickelte sich aus der theurgischen Medizin (bei der die Entstehung und Entwicklung einer Krankheit einer übernatürlichen Kraft zugeschrieben wurde) eine Heilschlafbewegung. Ausgangspunkt war der Gedanke, dass Götter Krankheiten brachten und nur von diesen wieder geheilt werden konnten.

Menschen, die sich Gesundheit wünschten, reisten zu den entsprechenden Tempeln, den Asklepien, die sich an klimatisch günstigen und der Gesundheit zuträglichen Orten befanden. Als Zentren der Gesundheit für Körper, Geist und Seele boten sie den Hilfesuchenden die Möglichkeit einer Heilschlafkur. Wichtig an dieser Kur war, dass die Patienten zwar dabei von Priestern betreut wurden, den Weg zur Heilung oder Veränderung jedoch selbst fanden, ihn sich quasi „erträumten".

Die Methode des Heilschlafs hielt sich offenbar in Europa bis ins Mittelalter hinein, verschwand dann aber nach und nach. Die Götter wurden durch den christlichen Gott ersetzt und die Asklepien zu Kirchen umgebaut.

Die Vorstellung, dass der Schlaf eine Verbindung zu einer besonderen Bewusstseinsebene bietet, wurde jedoch immer wieder aufgegriffen, z. B. durch den Psychoanalytiker C. G. Jung, für den Träume ein Mittel zur Selbstreflexion des Träumenden darstellten. Das Unbewusste soll dieser Auffassung nach dem Träumenden Dinge mitteilen, die er mit seinem Bewusstsein nicht wahrnehmen konnte.

Das Wissen, dass die Zeit, die wir mit Schlafen verbringen, für unseren Körper und unsere Seele eine qualitativ hochwertige Zeit ist, ist uns leider im Zuge der Industrialisierung vollkommen abhandengekommen.

Diese Verbindung zu uns selbst haben wir in den letzten Jahrzehnten verloren. Wir wissen immer weniger, wer wir eigentlich sind und was wir wirklich wollen. Während die äußere Welt immer lauter und fordernder wird, wird es immer schwieriger für uns, unsere eigene Innenwelt wahrzunehmen. Arianna Huffington, Gründerin der Huffington Post und u. a. Autorin des Buches „Die Schlafrevolution"[1], glaubt, dass wir die Stille in uns verloren haben, die Verbindung zu einem Ort in uns selbst, der uns als Energiequelle dienen kann und früher auch gedient hat. Diese Stille finden wir auch im Schlaf.

Diese Idee hat mir sofort eingeleuchtet. Ich erinnerte mich an eine Zeit, in der Schlaf das einzig Schöne in meinem Dasein war. Mein Leben fand ich so anstrengend, dass ich mich freute, wenn der Moment kam, wo ich ins Bett gehen konnte. Ich wusste: Jetzt kommt die Zeit, die gut ist.

Im Großen und Ganzen geht es uns heute wie dem Zauberlehrling, der die Geister, die er rief, nicht mehr loswerden konnte. Die zunehmende Industrialisierung und Technisierung sowie die Entwicklung des Internets haben dazu geführt, dass sich ganz langsam und schleichend unsere Maßstäbe verschoben haben, die Anforderungen von außen gestiegen sind und auch die Ansprüche an uns selbst und unsere Umwelt sich verändert haben. In diesem Prozess ist uns irgendwie die Zeit verloren gegangen.

Der Dokumentarfilmer Florian Opitz sagt in seinem Film „Speed – auf der Suche nach der verlorenen Zeit":

„Meine Erfahrung mit der Zeit beschränkt sich inzwischen nur noch auf das eine Gefühl – sie fehlt! Warum ist das nur so? Warum kriege ich es einfach nicht hin, einigermaßen zurande zu kommen mit meiner Zeit? Anderen gelingt es doch auch! Woher kommt dieser ständige Zeitdruck? (…)

Es ist ja nicht so, als würde ich tagelang herumgammeln und meine Zeit vertrödeln. Im Gegenteil: Ich versuche schon ständig, mein Leben so effizient wie möglich zu organisieren und Zeit zu sparen.

Dafür habe ich inzwischen sogar ein beträchtliches Arsenal an technischen Geräten angesammelt, die einzig zu dem Zweck erfunden wurden, das Leben ihres Benutzers effizienter zu machen. Und auch ich habe gehofft, dass mein Handy, mein Laptop und meine superschnelle Internetverbindung mir irgendwie dabei helfen würden, effizient zu sein und Zeit zu sparen. Doch am Ende des Tages hab' ich nicht mehr, sondern immer weniger Zeit."[2]

Aber wir haben nicht nur die Zeit, sondern auch das Maß verloren. Nicht nur für uns selbst, sondern auch für andere – das Maß für den Menschen überhaupt, für das, was Menschen möglich ist.

In seinem Film unterhält sich Florian Opitz auch mit dem Zeitforscher Karlheinz Geißler. Dieser meint:

„Unser Leben ist sehr stark durch die Uhr und durch Maschinen und Geräte vorgegeben, und daran orientieren wir uns. Am liebsten würden viele von uns ja genauso funktionieren wie eine Maschine oder ein Computer. Rund um die Uhr aktiv sein können, keine Pausen mehr kennen, keine Wartezeiten, keinen Urlaub, keinen Sonntag. Das Leben der Maschinen und der Uhr ist vertaktet. Und Takt heißt: Wiederholungen ohne Abweichungen. Immer das Gleiche, immer eins nach dem anderen. Aber unser natürliches Leben, unser von der Natur mitgegebenes Leben orientiert sich am Rhythmus. Und Rhythmus heißt: Wiederholungen mit Abweichungen. Das heißt: jeder Tag ist gleich lang, aber ein bisschen anders, inhaltlich und qualitativ. Und es ist wichtig, dass wir dieses andere Leben, dieses rhythmische Leben als Orientierungspunkt haben. Das vertaktete Leben macht uns zur Maschine, und das macht unzufrieden."[3]

Wenn wir es einmal ganz nüchtern betrachten, besteht unser Tagesablauf im Wesentlichen im Bedienen von Maschinen, selbst wenn sich unser Arbeitsalltag im Büro abspielt oder wenn wir überhaupt nicht arbeiten. Dies ist nur nicht der

Fall bei Menschen, die irgendwo in der Natur leben, ohne Internet und Technik. Doch in unserem Kulturkreis betrifft das nur wenige. Die meisten Menschen haben den Tag über mit einer Vielzahl von Maschinen zu tun und sei es auch nur die Espressomaschine oder das Handy.

Wir sind biologisch so gepolt, dass Signale unsere Aufmerksamkeit wecken, denn schnell auf einen knackenden Ast zu reagieren, konnte für unsere Vorfahren lebensrettend sein. Die erhöhte Wachsamkeit ist auch heute noch mit einer entsprechenden körperlichen Reaktion verbunden, selbst wenn diese in keinerlei Verhältnis zum Auslöser steht: So reagieren wir zum Beispiel sofort, sobald das Handy uns signalisiert, dass eine SMS eingetroffen ist, obwohl keine Eile geboten ist.

Dies hat damit zu tun, dass unser Körper sich nicht verändert hat. Er funktioniert immer noch nach dem gleichen Bauplan wie unsere biologischen Vorfahren.

Zu diesem Plan gehört eine Schlafphase, die nicht nur unser Körper, sondern auch unser Gehirn dringend braucht. Im Schlaf verarbeitet das Gehirn die tagsüber aufgenommenen Informationen und der Körper Stressbelastungen in Form von Viren, Bakterien, Mikroorganismen,

Toxinen usw. Schlaf ist also unerlässlich für unser Immunsystem.

Leider ignorieren wir heutzutage häufig, dass wir ausreichend Schlaf brauchen, um die Anforderungen unseres Alltags bewältigen zu können. Oft wird Schlaf regelrecht als ein Ärgernis betrachtet. Er ist

- **etwas Lästiges**, was auf der persönlichen To-do-Liste abgehakt werden muss. Schlaf wird fast als „verlorene Zeit" betrachtet. Wie viel könnten wir nicht noch erledigen, wenn wir nicht schlafen müssten?

- **etwas Stressiges**, wenn wir befürchten, uns auch in dieser Nacht wieder schlaflos herumwälzen zu müssen und trotz Erschöpfung nicht einschlafen zu können.

- **etwas Beängstigendes**, wenn wir wissen, was Schlaflosigkeit für unseren Körper bedeutet, und uns ohnmächtig fühlen, weil wir nicht in der Lage zu sein scheinen, diesen Zustand zu ändern.

- **etwas Unerreichbares**, wenn wir das Gefühl haben, die ganze Nacht wach zu liegen, und uns am Morgen müde und zerschlagen fühlen.

Häufig fühlen wir uns ohnmächtig und ausgeliefert, wenn wir unter Schlafstörungen leiden. Es mag uns so vorkommen, als könnten wir nichts dafür tun, um wieder zu einem guten, gesunden Schlafverhalten zurückzufinden. Aber dieser Eindruck täuscht. Unsere Schlaflosigkeit resultiert zumeist aus Verhaltensweisen, die wir ge-

lernt und angenommen haben und glücklicher-
weise auch wieder ablegen können.

Bevor wir uns mit den Ursachen für Schlaflosigkeit beschäftigen, erfahren Sie im Weiteren aller-
lei Wissenswertes über Schlaf. Ich empfehle
Ihnen unbedingt, dieses Kapitel zu lesen. Es wird
Ihnen dabei helfen, zu verstehen, warum man-
ches Ihren Schlaf fördert und anderes ihn behin-
dert – und vielleicht haben Sie diesbezüglich ja
schon die eine oder andere Erkenntnis ... Dieses
Wissen kann Sie auch bei der Änderung Ihres
Schlafverhaltens unterstützen.

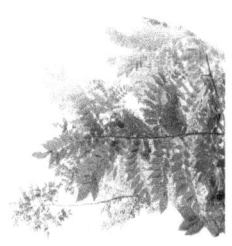

1.1

WARUM SCHLAFEN WIR?

Auch wenn viele Menschen fälschlicherweise
davon überzeugt sind, dass man während des
Schlafes einfach nur herumliegt und somit auch
darauf verzichten könnte, ist der Schlaf für Körper, Geist und Psyche eine qualitativ äußerst

hochwertige Zeit der Reinigung und Verarbeitung.

Das Gehirn läuft im Schlaf auf Hochtouren: Es wird währenddessen von giftigen Schadstoffproteinen gereinigt, die sich tagsüber zwischen den Gehirnzellen ansammeln (und die man mit der Alzheimer-Krankheit in Verbindung bringt).

Im Schlaf findet das Gehirn optimale Bedingungen vor, denn es wird nicht durch äußere Einflüsse gestört. Schlaf hilft uns nicht nur dabei, die Eindrücke des Tages in einen Zusammenhang einzuordnen, sondern unterstützt auch Lern- und Erinnerungsprozesse.

Eine Studie der Universität Exeter ergab z. B., dass Schlaf den Zugang zu unserer Erinnerung erleichtert. Vermutlich haben Sie selbst schon öfter die Erfahrung gemacht, dass viele Dinge ganz anders aussehen, wenn Sie einmal eine Nacht „darüber geschlafen" haben.

Wenn wir wach sind, begegnen wir immer wieder Situationen, die bewältigt werden müssen. Je nach vorhandenen Bewältigungskompetenzen geraten wir dabei mehr oder weniger in Stress. (Dabei besteht der Stress nicht so sehr in den äußeren Belastungsfaktoren, sondern in der Art, wie wir damit umgehen.) Auch für unseren Körper ist Schlaf elementar, denn er unterzieht sich während dieser Zeit ebenfalls einer Art Reinigung.

Der Körper ist Stress ausgesetzt, selbst wenn wir diesen möglicherweise gar nicht bewusst wahrnehmen: Angriffe von Viren, Bakterien, Mikroorganismen, schädlichen Lebensmitteln oder anderen Toxinen bedeuten für den Körper Stress. Der Körper kann sich mit diesen Belastungen aber nur dann effektiv auseinandersetzen, wenn er seine dafür notwendigen Bewältigungsstrategien aus einem internen Speicher abrufen kann. Diese „Gedächtnisbildung des Organismus" ist lediglich möglich, wenn die körpereigenen Systeme nur minimal durch Stress belastet werden. Und dies ist ausschließlich während des Schlafens der Fall.

Sie ahnen es schon: Wenn das Stressminimum während der Nacht nicht gegeben ist, weil die Gedanken einfach nicht zur Ruhe kommen oder wie ein Karussell im Kopf kreisen, kann der Vorgang nicht stattfinden, und die Stressabwehr wird beeinträchtigt.

Unser Schlafbedürfnis ist übrigens nicht zu allen Zeiten des Lebens gleich. Neugeborene bis zum Alter von 3 Monaten schlafen rund 14 bis 17 Stunden am Tag. Im Alter zwischen 6 und 13 Jahren sind 9 bis 11 Stunden Schlaf am Tag normal. Teenager benötigen noch 8 bis 10 Stunden. Im Alter zwischen 26 und 64 Jahren brauchen Menschen durchschnittlich nur 7 bis 9 Stunden Schlaf. Mit zunehmendem Alter kann sich das Schlafbedürfnis noch weiter verringern.

Auch die Art des Schlafes verändert sich. Babys im Mutterleib verbringen den überwiegenden Teil der Zeit im REM-Schlaf. Neugeborene schlafen ca. 16 von 24 Stunden. Ab dem Alter von ca. 50 Jahren verbringen wir nur noch 5 % der Nacht im Tiefschlaf.

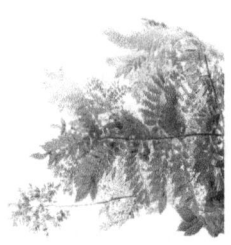

1.2
WAS PASSIERT IM SCHLAF?

1.2.1 Zirkadiane Periodik

Das Überleben von Organismen richtet sich nach bestimmten biologischen Rhythmen. Bewusst verwende ich hier das Wort „Organismus", denn auch Tiere und Pflanzen leben nach diesen Rhythmen.

Der zirkadiane Rhythmus zum Beispiel hilft einem Organismus bei der Synchronisation vielfältiger aufeinander abgestimmter physiologischer Vorgänge innerhalb einer Periode von 24 Stunden. „Zirkadian" bedeutet im Lateinischen „ungefähr einen Tag lang".

Der zeitliche Ablauf vieler Körperfunktionen wird durch die zirkadiane Periodik geregelt. Der bekannteste zirkadiane Rhythmus ist der Schlaf-Wach-Rhythmus (den übrigens ebenfalls Tiere und Pflanzen besitzen).

Der zirkadiane Rhythmus, d. h. die innere Uhr, wird von den beiden Gegenspielern *Serotonin*, dem Wachhormon (das bei Tageslicht produziert wird), und *Melatonin*, dem Schlafhormon (das bei Dunkelheit produziert wird), geregelt. Beide agieren in Abhängigkeit voneinander. Damit ausreichend Melatonin für den Schlaf bereitgestellt werden kann, braucht der Körper Dunkelheit.

Eine zu helle Umgebung während des Schlafes kann also die Bildung von Melatonin negativ beeinflussen. Selbst wenn Ihre Augen geschlossen sind, kann der Körper die Helligkeit wahrnehmen. Je dunkler es ist, umso besser.

Ein kleiner Exkurs: Wussten Sie, dass Ihr Gehirn sich an die Lichtverhältnisse im Schlafraum gewöhnt und diese abspeichert? Ich habe dies selbst einmal auf kuriose Weise erfahren. In meinem Schlafzimmer war es eine Zeitlang einfach zu hell. Das Haus, in dem ich damals lebte, war von vielen anderen Häusern umgeben. Die Terrassenlichter dieser Häuser schienen in mein Schlafzimmer. Also habe ich nach einer Weile für dunklere Vorhänge gesorgt. Zu meinem Leidwesen musste ich jedoch feststellen, dass, wenn ich die Augen schloss, es sich genauso hell anfühlte wie vorher. Offenbar hatte mein Gehirn sich an die hellen Zustände gewöhnt und war absolut nicht gewillt, sich an die neue Situation anzupassen. Da war guter Rat teuer. Schließlich hatte ich eine Idee. Ich legte mir eine Augenbinde an und versuchte, erst einmal die Augen unter der Augenbinde aufzuhalten. So habe ich mein Gehirn ausgetrickst.

Eine Augenbinde ist sowieso immer eine ganz gute Idee (jedenfalls vorübergehend), wenn es zum Schlafen nicht dunkel genug ist.

Aber zurück zu den Gegenspielern Melatonin und Serotonin: Gegen 3 Uhr morgens erreicht die Melatoninkonzentration ihren Höhepunkt. Diese Zeit stellt eine Art biologische „Mitternacht" dar. Ab diesem Zeitpunkt verringert sich die Schlaftiefe. Daher ist es wichtig, dass Sie möglichst viel Schlaf vor 3 Uhr bekommen, um vom Tiefschlaf profitieren zu können.

Das gilt auch, wenn Sie zum Schlaftyp der Eule gehören, der abends lange leistungsfähig, aber morgens eher müde und muffelig ist und nur schwer in die Gänge kommt. Der Lerchentyp hat damit weniger Probleme, da er ohnehin früh müde wird, früh schlafen geht und früh wieder aufsteht.

Auf der Grafik[4] erkennen Sie ganz deutlich, dass die Kurve um 3 Uhr ihren absoluten Tiefpunkt erreicht.

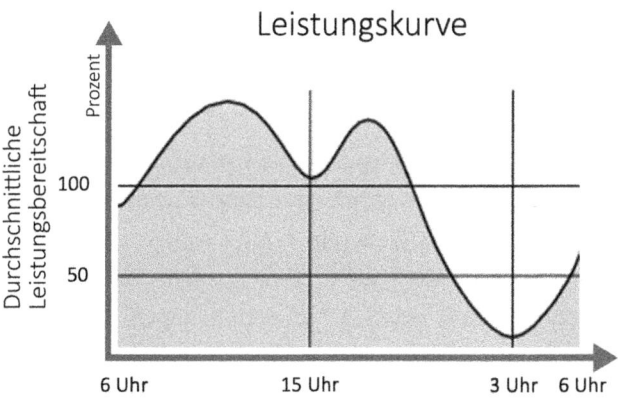

Wenn die Netzhaut von Lichtstrahlen getroffen wird, fällt der Melatoninspiegel ab und der Serotoninspiegel steigt. Dann sollten Sie sofort aufstehen und sich bewegen. Bleiben Sie lange im Bett liegen, steigt der Serotoninspiegel nur langsam und Sie haben das Gefühl, überhaupt nicht in die Gänge zu kommen.

Serotonin wirkt wie ein körpereigenes Antidepressivum, es entspannt, hebt die Stimmung, lindert Schmerzen, beeinflusst das Sättigungsgefühl – und es fördert den Schlaf. Denn aus Serotonin wird später am Tag das schlaffördernde Melatonin gebildet.

Das bedeutet: Wenn Sie grundsätzlich an Serotoninmangel leiden, ist es äußerst wahrscheinlich, dass Sie schlecht schlafen, denn der Körper ist dann vielleicht nicht in der Lage, genug Melatonin zu bilden.

Melatonin sorgt übrigens für eher gedämpfte oder dunkle Gedanken. Dies bedeutet, dass Sie die Dinge nachts ganz anders wahrnehmen als am Tag, also verzerrt, mit einem eingebauten Negativfilter. Aus diesem Grund sollten Sie Ihre nächtlichen Gedanken einfach nicht so ernst nehmen und wichtige Entscheidungen besser tagsüber treffen.

Vielleicht haben Sie ja auch schon einmal unter „Winterblues" gelitten? Im Winter, wenn es nur wenige Stunden hell ist, produziert der Körper naturgemäß viel mehr Melatonin, was sich auf unsere Stimmung auswirkt. Übrigens entwickeln wir dann häufig ein Verlangen nach Kohlenhydraten, denn der Körper versucht, damit den Serotoninspiegel anzuheben. Das ganze Jahr über beginnt der Serotoninspiegel zudem bereits ab dem Mittagessen zu fallen, weswegen uns ab dem Nachmittag Gelüste nach Süßem und Heißhunger plagen können.

Zurück zum Schlaf: Im Schlaf schüttet unser Körper lebenswichtige Hormone aus, die wie Heinzelmännchen im Körper wichtige Aufgaben erfüllen: zum Beispiel das Hormon *Renin*, das kurz nach dem Einschlafen freigesetzt wird und zum Renin-Angiotensin-Aldosteron-System (RAAS) gehört. Seine Hauptaufgabe besteht darin, den Blutdruck und das Flüssigkeitsvolumen im Kreislauf konstant zu halten.

Wachstumshormone machen sich daran, Gewebe zu reparieren und Körperzellen zu regenerieren, sie kümmern sich um Knochenaufbau und Muskelwachstum.

Cortisol
Auch die Cortisolproduktion durchläuft einen zirkadianen Rhythmus. Cortisol wird in der Nebennierenrinde produziert. Es ist die körpereigene Version von Cortison und hat die Aufgabe, den Köper vor den negativen Folgen von Stress zu schützen. Es hilft ihm dabei, sich immer wie-

der neu an sich ändernde Umweltbedingungen anzupassen. Es wirkt stark entzündungshemmend, bremst überschießende Immunreaktionen, trägt zur Regulierung des Blutzuckerspiegels bei und hat eine blutdruckssteigernde Wirkung (weswegen Menschen mit einem niedrigen Cortisolspiegel häufig auch einen niedrigen Blutdruck haben).

Dabei wird es nicht kontinuierlich, sondern in mehreren Schüben pro Tag abgegeben. Am Morgen steigt kurz nach dem Aufwachen die Cortisolproduktion in Blut und Speichel an und erreicht ca. 30 bis 45 Minuten nach dem Aufwachen ihren Höhepunkt. Danach sinkt der Spiegel über den Tag hinweg ab und steigt in den frühen Morgenstunden noch einmal an.

Die Grafik zeigt ein ideales Cortisoltagesprofil.

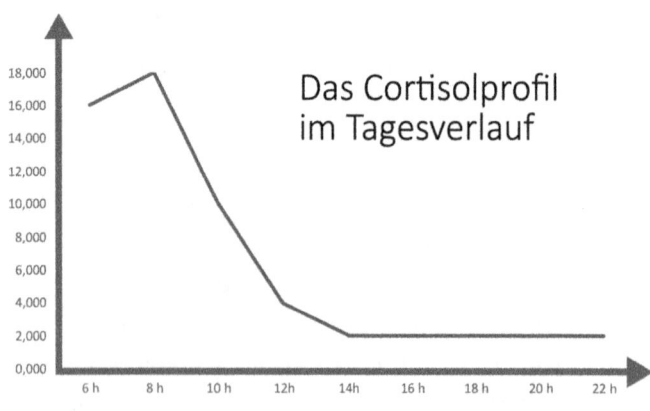

Das Cortisolprofil im Tagesverlauf

Cortisol ist ein äußerst wichtiges Hormon im Körper. Wenn Ihr Körper am Morgen nicht genug Cortisol ausschüttet (weil er vielleicht durch ständige Überforderung eine Nebennierenschwäche entwickelt hat), sind Sie antriebslos und müde.

Verdauung

Der Körper nutzt die mit dem Schlaf verbundene Ruhe für Verdauungsvorgänge. Auch hier gibt es wieder zwei Gegenspieler: die Hormone *Leptin* und *Ghrelin*. Leptin ist für das Gefühl der Sättigung verantwortlich und steigert in höherer Konzentration den Energieverbrauch. Ghrelin hingegen steuert den Appetit und ist für das Hungergefühl verantwortlich. Wenn der Schlaf gestört wird, wird weniger Leptin ausgeschüttet und mehr Ghrelin. Die Folge ist, dass wir mehr essen, als wir eigentlich brauchen.

Die *Leber* leistet nachts als zentrales Organ des Stoffwechsels im Schlaf Schwerstarbeit. Sie ist zuständig für die Produktion bestimmter Proteine, die Verwertung von Nahrungsbestandteilen, die Produktion von Galle, den Abbau und die Ausscheidung von Stoffwechselprodukten, Medikamenten und Giftstoffen.

Da sich die Zusammensetzung unserer Nahrung in den letzten Jahrzehnten stets weiter verändert hat, nehmen wir heute viel mehr Stoffe auf, die unserem Körper oft nicht sehr zuträglich sind. Die Folge sind zunehmende Leberfunktionsstörungen, die sich nicht in Schmerzen (die Leber hat keine Schmerzrezeptoren), sondern nur in bestimmten Symptomen äußern können, wie in mangelnder Leistungsfähigkeit, häufiger Tagesmüdigkeit, Abgeschlagenheit, Rücken- und Kopfschmerzen, Verschlackungen, gereizten Stimmungen, Augen- und Verdauungsprobleme, Verstopfung.

Wenn Sie häufig nachts zwischen 1 und 3 Uhr aufwachen, können Sie davon ausgehen, dass Ihre Leber überfordert ist. Mehr dazu in der Schlafanalyse in Abschnitt 1.5.

1.2.2 Schlafphasen

Der französische Neurophysiologe Michel Magnin fand 2010 heraus, dass sich beim Einschlafen verschiedene Teile des Gehirns ganz unterschiedlich verhalten. Der Thalamus schließt die Verbindung zur Außenwelt, aber die Großhirnrinde und das Bewusstsein „sind noch wach". Sie rollen mit den Augen, und die Muskelspannung lässt nach. (In Abschnitt 1.4 stelle ich Ihnen ein kleines Experiment vor, das Ihnen sehr gut zeigt, wie es aussehen kann, wenn Sie das Gefühl haben, wach zu sein, im Grunde genommen aber die Verbindung schon geschlossen haben.)

Der deutsche Arzt Hans Berger entwickelte das EEG (Elektroenzephalogramm), also eine Methode zur Erfassung und grafischen Darstellung der Gehirnaktivität. Dadurch wurde es auch möglich, die Hirnwellen während des Schlafes zu messen. Es stellte sich heraus, dass sich der Schlaf in verschiedene Phasen unterteilen lässt, die sich im Laufe einer Nacht mehrfach wiederholen. Non-REM- und REM-Schlafphasen wechseln sich miteinander ab.

Non-REM-Phasen

In der ersten Phase schwindet die Wahrnehmung der Umgebung. Die Muskelspannung wird abgebaut. Die Hirnzellen geraten in einen langsamen Gleichtakt. Das Gehirn geht von Alpha- zu Thetawellen über. Man geht davon aus, dass in dieser Phase im Gehirn „aufgeräumt" wird.

Die Thetawellen bleiben auch in der zweiten Phase bestehen. Jetzt tritt der Spindelschlaf auf (benannt nach dem spindelförmigen Muster, das die Gehirnwellen erzeugen).

Die dritte Phase stellt den Übergang in den Tiefschlaf dar. Die Muskelspannung nimmt noch weiter ab, und es treten Deltawellen auf.

Die vierte Phase umfasst den eigentlichen Tief-schlaf. Die Deltawellen machen nun die Hälfte der Wellen aus.

REM-Phase

Danach wird eine neue Phase eingeleitet: der REM-Schlaf, genannt nach den schnellen Au-genbewegungen, die nun einsetzen (Rapid Eye Movement). Die Hirnströme werden nun unru-higer und schneller. In dieser Phase ist man auf-grund der immer weiter abnehmenden Muskel-spannung bewegungsunfähig. Träume setzen ein.

Ein Schlafzyklus dauert ca. 90 Minuten.

Schlafprofil

Ein typisches Schlafprofil einer Nacht können Sie in der nachfolgenden Grafik[5] sehen.

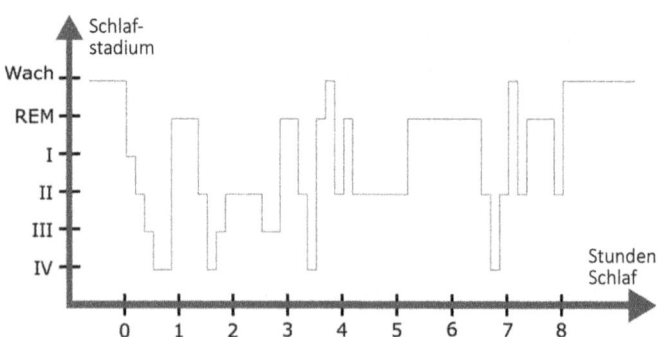

Die Schlafenden erleben verschiedene Schlafpha-sen, die sich zwar immer wiederholen, dabei aber verschieben. Je näher der Morgen rückt, umso seltener und kürzer werden die Tiefschlafphasen, während die REM-Schlafphasen länger werden. Im REM-Schlaf ist übrigens das limbische Gehirn sehr aktiv und kann starke Gefühle auslösen, weil bestimmte Botenstoffe wie Serotonin und Noradrenalin nicht zur Verfügung stehen. Außerdem fließt das Blut in die Geschlechtsteile und sorgt dort für Erregung.

Die Schlafmuster sind übrigens im Laufe des Lebens auch Änderungen unterworfen. Säuglinge im Mutterleib und Neugeborene verbringen die meiste Zeit im REM-Schlaf, nach der Geburt schlafen sie zwar den ganzen Tag, aber immer nur in kurzen Phasen. Ältere Menschen hingegen schlafen in der Nacht kürzer und dafür öfter tagsüber.

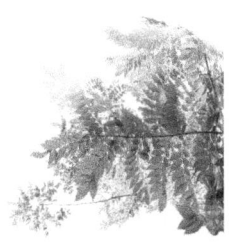

1.3

WAS BEWIRKT SCHLAFMANGEL IM KÖRPER?

Ungenügender Schlaf kann schlimme Folgen haben. So gehen (Verkehrs-)Unfälle oft auf das

Konto von Übermüdung. 2014 soll jeder sechste Verkehrsunfall durch einen schläfrigen Fahrer verursacht worden sein (Alkohol stand übrigens nur an dreizehnter Stelle)[6], bei schweren Unfällen mit LKWs geht man sogar von 16 % aus. Schwere Übermüdung hat die gleichen Auswirkungen wie Alkoholgenuss.

Die atomare Superkatastrophe in Tschernobyl 1986 ist auf Fehlentscheidungen des übermüdeten Personals zurückzuführen, ebenso wie die Havarie des Tankers Exxon Valdez 1989 vor der Küste Kanadas. 2009 stürzte eine Maschine der Air France auf ihrem Weg von Rio de Janeiro ab. Alle 228 Insassen des Flugzeuges kamen ums Leben. Der Pilot hatte während eines Unwetters geschlafen und war zu spät von seinen übermüdeten Kollegen geweckt worden. (Sonderbarerweise dürfen Piloten bis zu 13 Stunden am Stück fliegen und nach einer Ruhezeit von nur 10 Stunden wieder starten.) Diese Liste ließe sich beliebig lange fortsetzen.

Unfälle sind aber nur eine Seite der Medaille. Schlafmangel macht sich auch oder vor allem in den Kosten für das Gesundheitssystem bemerkbar. Experten gehen von mindestens 26 Milliarden Euro jährlich aus.[7] Es gibt eine sehr interessante Studie der RAND Corporation (einer Non-Profit-Organisation). Hier hat man sich die Mühe gemacht, verschiedene Szenarien für verschiedene Länder durchzuspielen: Was ändert sich zum Beispiel, wenn alle Menschen die notwendigen 7 bis 9 Stunden schlafen? Was ändert sich, wenn diejenigen, die weniger als 6 Stunden schlafen, jetzt 6 bis 7 Stunden schlafen? Und was ändert sich, wenn diejenigen, die weniger als 6 Stunden schlafen, dies auch weiterhin tun, diejenigen, die 6 bis 7 Stunden geschlafen haben, nun aber 7 bis 9 Stunden schlafen?[8] Die Ergebnisse der Studie können Sie sich übrigens auf der Seite der RAND Corporation als PDF-Dokument herunterladen:

https://www.rand.org/pubs/research_reports/R R1791.html

Wissenschaftler weltweit sind sich einig, dass Schlafmangel krank macht. Immer neue, erschreckende Forschungsergebnisse werden an die Öffentlichkeit getragen.

Einige davon habe ich für Sie zusammengestellt:

Schlafmangel macht dick und wirkt sich negativ auf den Stoffwechsel aus

Die Wissenschaftlerin Dr. Laura Hardie der Universität Leeds untersuchte 1615 Briten im Alter zwischen 19 und 65 Jahren. Man entnahm den Teilnehmern Blutproben, notierte Taillenumfang, Gewicht und Blutdruck. Die Teilnehmer wurden in drei Gruppen unterteilt, die jeweils 6, 7,5 und 9 Stunden schliefen. Die Unterschiede zwischen den Teilnehmergruppen waren groß: Die Werte der Teilnehmer, die nur 6 Stunden geschlafen hatten, waren nicht nur am schlechtesten, sondern für jede Stunde weniger Schlaf kamen quasi 0,46 kg an Gewicht hinzu. Die Teilnehmer, die nur 6 Stunden geschlafen hatten, hatten im Schnitt 3 cm mehr Taillenumfang als diejenigen mit 9 Stunden Schlaf! Außerdem fand sich in ihren Körpern weniger („gutes") HDL-Cholesterin.[9]

Schlafmangel beeinträchtigt die Insulinempfindlichkeit von Diabetikern

Eine einzige Nacht reichte aus, um die Insulinempfindlichkeit der männlichen Probanden um 20 % herabzusetzen[10,11]. Insulinresistenz ist ein Vorläufer von Diabetes.

Schlafmangel lässt den Stoffwechsel unseres Körpers entgleisen

Der Kohlenhydratstoffwechsel verschlechtert sich, die Blutzuckerwerte erhöhen sich, die Produktion der Schilddrüsenhormone gerät durcheinander, und die Produktion des Stresshormons Cortisol erhöht sich am Abend auf Werte, die der Körper normalerweise erst in den frühen Morgenstunden ausschüttet. Am Morgen gibt das Cortisol uns den Anschub und Antrieb, aufzustehen und uns zu bewegen. Wenn Sie wie ich zufälligerweise zu den Menschen gehören, deren Cortisolpegel am Morgen zu niedrig ist oder war, können Sie ermessen, wie problematisch der Cortisolschub am Abend ist oder welche Auswirkungen es haben kann, wenn die Produktion der Schilddrüsenhormone durcheinandergerät ...

Schlafmangel wirkt sich auf unser Immunsystem aus

Jede Zelle eines Lebewesens enthält seine gesamte DNA. Durch die Umsetzung der in der DNA enthaltenen Informationen werden in Lebewesen Proteine hergestellt. Dies nennt man Genexpression. Wissenschaftler der University Surrey fanden heraus, dass Schlafmangel die Genexpression von über 700 Genen verändert und die Aktivität von Entzündungsgenen erhöht, die den Körper auf eine Entzündung vorbereiten sollen, die dann aber nicht entsteht.[12]

Schlafmangel beeinträchtigt die körpereigene Tumorzerstörung

Experimente der University of Chicago an Mäusen unter der Leitung von David Gozal haben gezeigt, dass es einen direkten Zusammenhang zu geben scheint zwischen ungestörtem Schlaf und Tumorwachstum. Bei Mäusen, die immer wieder aufgeweckt wurden, wuchs der Krebs doppelt so schnell wie bei den Mäusen, die ungehindert schlafen durften.[13]

Schlafmangel erhöht die Wahrscheinlichkeit, an einer Erkältung zu erkranken

Wenn Sie weniger als 7 Stunden schlafen, ist die Wahrscheinlichkeit, dass Sie an einer Erkältung erkranken, um das Dreifache erhöht. Noch schlimmer ist es, wenn Sie in dieser Zeit nicht richtig schlafen, zwischendurch aufwachen usw. Dann erhöht sich die Wahrscheinlichkeit, sich eine Erkältung einzufangen, auf das Fünfeinhalbfache. Zu diesem Ergebnis kamen Forscher der Carnegie Mellon University. Der Studienleiter Sheldon Cohen betont, dass dies der erste Beweis dafür sei, dass schon kleine Beeinträchtigungen des Schlafes erhebliche Auswirkungen haben können.[14]

Schlafmangel kann die Wirksamkeit einer Behandlung herabsetzen

Eine sehr spannende Studie der Pittsburgh University ergab, dass unter 6 Stunden Schlaf die Wirkung einer Hepatitis-B-Impfung zunichtemachen konnte. Dies ließ sich nachverfolgen anhand der Schlaftagebücher, die die Probanden nach den Impfungen führen mussten. Die sogenannten „Impfversager", die keine Antikörper aufbauen konnten, hatten im Schnitt weniger als 6 Stunden Schlaf bekommen.[15]

Schlafmangel verhindert, dass das Gehirn sich von Abfall- und Giftstoffen befreit

Verschiedene Forscherteams weltweit haben herausgefunden, dass die Synapsen der Hirnzellen von Mäusen nachts schrumpfen, und zwar durchschnittlich um 18 %.[16] Man geht davon aus, dass der Schrumpfungsprozess eine Art Regulierung des Gehirns darstellt, die zur Informationsverarbeitung beiträgt.

Die Studien zeigen, dass das Gehirn über ein eigenes Entgiftungssystem zu verfügen scheint. Dieses wird als „Glymph-System" bezeichnet (zusammengesetzt aus den Begriffen „Glia" und „lymphatisches System"). Die Forscherin Maiken Nedergaard der Rochester University und ihr Forschungsteam spritzten Mäusen leuchtende Isotope und verfolgte anschließend deren Weg durch die Mäusehirne mithilfe von speziellen Mikroskopen. Dadurch fanden sie heraus, dass sich das Gehirn im Schlaf von giftigen Stoffwechselprodukten reinigt. Dabei spielt die Schrumpfung des Gehirns eine wichtige Rolle. Die Räume zwischen den Gehirnzellen vergrößern sich im Schlaf bis um 60 %, so dass viel mehr Gehirnflüssigkeit (Liquor) durch das Gehirn fließen kann und Schadstoffe wie Beta-Amyloide schneller weggespült werden können. Beta-Amyloide werden mit dem Entstehen von

Demenz und der Alzheimer-Krankheit in Verbindung gebracht.[17]

Schlafmangel führt langfristig möglicherweise zu einem Verlust an Gehirnzellen

Weitere Versuche an Mäusen zeigen, dass sich längerfristiger Schlafentzug definitiv auf den Locus coeruleus auswirkt, einen Bereich im Gehirn, der für Aufmerksamkeit und geistige Leistung zuständig ist. Die Forscherin Sigrid Veasey von der University of Pennsylvania in Philadelphia und ihre Kollegen fanden heraus, dass bei den Mäusen, die unter längerem Schlafmangel litten, 25 % ihrer LC-Neuronen verloren gingen. Laut Veasy könnte dies der erste Beweis dafür sein, dass Schlafmangel tatsächlich zu einem irreversiblen Verlust an Gehirnzellen führen kann.[18]

Schlafmangel führt zu einer schnelleren Alterung des Gehirns

Eine Studie der schwedischen Universität Uppsala fand heraus, dass eine einzige Nacht ohne Schlaf ausreichte, um eine erhöhte Konzentration der Moleküle NSE and S-100B im Blut herbeizuführen, ein Vorgang, der typischerweise auf einen Gehirnschaden hinweist. Der Studienleiter Christian Benedict erklärte, dass die Studienergebnisse darauf hinweisen, dass Schlafmangel degenerative Hirnerkrankungen wie die Alzheimer-Krankheit zu fördern scheint.[19]

Schlafmangel beeinträchtigt die Sexual- und Fortpflanzungsorgane

Werden die zirkadianen Rhythmen beeinträchtigt, gerät die Hormonproduktion durcheinander, was sowohl bei Männern als auch bei Frauen zu Unfruchtbarkeit führen kann. Bei Männern führt Schlafmangel zu einem niedrigeren Testosteronspiegel im Körper. Dies wirkt sich nicht nur auf den Muskel- und Knochenaufbau, sondern auch auf die Libido aus. Auch erektile Dysfunktionen können dadurch auftreten. Außerdem wird die Spermaqualität durch Schlafmangel stark beeinträchtigt, was sowohl die Samenmenge als auch die -konzentration betrifft. Die Ergebnisse einer dänischen Studie zeigten, dass Männer mit schweren Schlafstörungen 29 % weniger Spermien produzierten.[20]

Schlafmangel wirkt sich negativ auf eine Schwangerschaft aus

An der University of California in San Francisco stellten Forscher fest, dass Schlafmangel das Risiko einer Frühgeburt erhöht.[21] Sie fanden ebenfalls heraus, dass weniger als 6 Stunden Schlaf bei schwangeren Frauen im neunten Schwangerschaftsmonat zu längeren Wehen führte. Außerdem mussten diese Frauen sich 4,5-mal häufiger einem Kaiserschnitt unterziehen. Diese Zahl erhöhte sich auf 5,2, wenn die betreffenden Frauen einen gestörten Schlaf hatten und nicht durchschlafen konnten.[22]

Vielleicht haben Sie ja schon von dem einen oder anderen Studienergebnis gehört. So geballt kann einem schon ganz anders werden … Natürlich möchte ich Sie nicht quälen, aber sicherlich verstehen Sie nun, warum Schlaf so überaus kostbar ist und Sie ihn nicht vernachlässigen sollten.

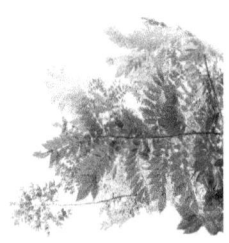

1.4
SCHLAFSTÖRUNGEN

Eingangs hatte ich erwähnt, dass jeder zehnte Arbeitnehmer unter schweren Schlafstörungen leidet, die Hälfte aller Erwerbstätigen tagsüber müde und ein Drittel regelmäßig erschöpft sein sollen. Das sind alarmierende Zahlen. Dabei sind mit diesen Zahlen des DAK-Gesundheitsreports 2017 nur die berufstätigen Arbeitnehmer erfasst.

Schlafstörungen treten jedoch sehr häufig im Zusammenhang mit bestimmten Krankheiten oder Krankheitsbildern auf, die auch zu andauernder Arbeitsunfähigkeit führen können. Diese Fälle sind also in die obige Statistik möglicherweise gar nicht einbezogen.

Als Schlafstörung bezeichnet man eine Beeinträchtigung des Schlafs. Je nach Ursache kann es dabei zu Schwierigkeiten beim Einschlafen, Durchschlafen oder Ausschlafen kommen.

Von einer Störung spricht man, wenn eine Beeinträchtigung über einen Zeitraum von mindestens 4 Wochen mindestens 2 Mal wöchentlich auftritt. Die Fachbegriffe lauten:

- **Hyposomnie** für Einschlaf- und Durchschlafschwierigkeiten,

- **Hypersomnie** für das Bedürfnis, mehr als 10 Stunden täglich zu schlafen und deshalb unter Tagesschläfrigkeit zu leiden,

- **Schlafapnoe** für Atmungsstörungen während des Schlafes; das Aussetzen der Atmung führt zum Aufwachen, was den Schlaf beeinträchtigt,

- zwanghafte **Bewegungsstörungen** (z. B. das Restless-Legs-Syndrom), die sich auf die Qualität des Schlafes auswirken,

- **Parasomnien** für untypische Verhaltensweisen während des Schlafes (z. B. Schlafwandeln, Zähneknirschen), wobei die Schlafenden jedoch nicht erwachen,

- zirkadiane **Schlaf-Wach-Rhythmus-Störungen**, wie sie z. B. bei Schichtarbeit und Jetlags auftreten.

Bevor es nun um die Symptome von Schlafstörungen geht, möchte ich Ihnen an dieser Stelle unbedingt etwas mit auf den Weg geben, was vielleicht Ihre Meinung über Ihre eigenen Schlafstörungen beeinflussen könnte – ohne diese verharmlosen zu wollen.

Die Idee, dass nur eine durchschlafene Nacht wirklich eine gute Nacht ist, ist relativ neu. Früher hatten Menschen keine Zentralheizung, in ihren Häusern war es kalt, also schliefen die Menschen zusammen in einem Raum, gaben sich so Wärme und Geborgenheit. Auch das Vieh hielt sich im selben Raum auf wie die Menschen. Es liegt auf der Hand, dass Mensch und Tier viele Geräusche gemacht haben und sich deshalb einander im Schlaf gestört haben müssen. Vermutlich haben die Menschen eher eng zusammengelegen und haben sich schon deswegen im Schlaf gestört. Deshalb konnte damals wohl auch kaum jemand die ganze Nacht durchschlafen.

Aber eine ganze Reihe anderer Dinge unterschied sich von unseren heutigen Schlafbedingungen: Man ging bei Sonnenuntergang schlafen und stand mit dem Sonnenaufgang auf. Zudem gab es kein künstliches Licht, das den Schlaf-Wach-Rhythmus – und folglich auch die damit verbundene Hormonproduktion von Melatonin und Serotonin – völlig durcheinanderbrachte.

Es ist also durchaus anzunehmen, dass viele Menschen immer wieder einmal während der Nacht aufwachten und wieder einschliefen und trotzdem am nächsten Tag ausgeruht waren. Vielleicht haben Sie dies selbst ja auch schon erlebt – aber nur, wenn Sie nach dem nächtlichen Aufwachen nicht beginnen, sich über Gott und die Welt Gedanken zu machen. „Ich muss noch … und … muss ich auch noch …. und …. hat schon wieder … warum macht …?" Dies sind lauter Stressgedanken, die den Körper im Nullkommanichts mit Adrenalin fluten, und dann ist natürlich an Schlaf nicht mehr zu denken. Ist es erst einmal so weit, ist es schwer, den Körper wieder zur Ruhe zu bringen – vor allem dann, wenn man gerade sowieso belastenden Situationen ausgesetzt ist.

So oder so, es soll normal sein, nachts bis zu 30-mal aufzuwachen. Meistens bemerken wir das aber gar nicht.

Wenn Ihnen also bewusst wird, dass Sie aufgewacht sind, drehen Sie sich am besten einfach um und versuchen, wieder dahin zurückzugehen, wo Sie hergekommen sind, ohne das Aufwachen zu bewerten.

Noch während ich an diesem Manuskript arbeite, lese ich über eine Studie des Universitätsklinikums Freiburg, die darauf hinweist, dass eine wahrgenommene Schlaflosigkeit mit der Störung des REM-Schlafes zusammenhängen könnte.[23] Das wirklich Verrückte an dieser Studie ist, dass die vermeintlich schlaflosen Teilnehmer und Teilnehmerinnen vor dem Wecken quälende Gedanken über die Schlaflosigkeit empfunden, aber geschlafen hatten – die Gedanken also nur geträumt waren. Der Versuchsleiter, der Neurophysiologe Bernd Feige, betont, dass das Auftreten schwerer körperlicher und seelischer Folgen der Schlaflosigkeit nicht davon abhänge, ob diese real messbar oder nur geträumt seien.

Vielleicht haben Sie ja Lust auf ein kleines Experiment, das Ihnen zeigen kann, wie oft Sie einschlafen, ohne es überhaupt zu merken?

Ein Experiment zum Thema Schlaf

Legen Sie beim Zubettgehen ein Hörbuch in den CD-Player (aber nichts, was Sie über Gebühr aufregt), stellen Sie Ihr Gerät nach Möglichkeit so ein, dass es sich nach einer bestimmten Zeit ausstellt, damit die CD nicht die ganze Nacht läuft. Die Lautstärke sollte so sein, dass Sie noch gut hören können, was gesagt wird, aber nicht allzu laut. Schließen Sie die Augen und hören Sie entspannt zu. Es macht nichts, wenn Sie dabei einschlafen. Vielleicht schlafen Sie auch nicht ein.

Hören Sie die CD am nächsten Tag noch einmal und vergleichen Sie, an was Sie sich tatsächlich erinnern können. Dabei werden Sie höchstwahrscheinlich feststellen, dass Ihnen Sätze und ganze Abschnitte neu sind, weil Sie, obwohl Sie der Meinung waren, nicht geschlafen zu haben, eben doch kurz eingeschlafen sind, ohne es zu merken ...

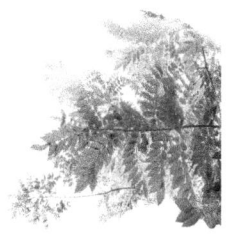

1.5

SCHLAFANALYSE

1.5.1 Schlafprotokoll

Bevor wir uns mit den Ursachen für Ihre Schlafstörungen beschäftigen, ist es sinnvoll, dass Sie einmal schriftlich festhalten, wie es um Ihren Schlaf bestellt ist. Dazu habe ich die kleine Liste „Symptome meiner Schlafstörungen" für Sie vorbereitet. Bitte kreuzen Sie die zutreffenden Punkte an.

Symptome meiner Schlafstörungen	
☐	Ich habe Angst, schlafen zu gehen
☐	Ich kann nicht abschalten

DIE GEHEIMNISSE DES GESUNDEN SCHLAFS

- ☐ Ich denke über Probleme nach
- ☐ Ich habe Schwierigkeiten einzuschlafen
- ☐ Ich leide an einem Restless-Legs-Syndrom
- ☐ Ich habe Schwierigkeiten durchzuschlafen
- ☐ Ich schnarche laut
- ☐ Ich habe Atemaussetzer/könnte Atemaussetzer haben
- ☐ Ich erhole mich im Schlaf nicht richtig
- ☐ Ich wache zu früh auf
- ☐ Ich habe Schwierigkeiten aufzustehen
- ☐ Tagsüber bin ich müde
- ☐ Meine Konzentrations- und Aufmerksamkeit ist beeinträchtigt
- ☐ Ich bin reizbar
- ☐ Ich bin ruhelos
- ☐ Ich habe Angstgefühle
- ☐ Ich fühle mich permanent erschöpft
- ☐ Ich bin nicht voll leistungsfähig

☐ Meine Stimmung schwankt

☐ Ich habe Unlustgefühle

Ein „Schlafprotokoll", das Sie über eine Woche führen, kann sich als äußerst sinnvoll erweisen, nicht nur, um die Fakten rund um Ihren Schlaf festzuhalten, sondern auch, um herauszufinden, worüber Sie sich sorgen, wenn Sie nicht einschlafen können. Wenn Sie nachts mehrmals aufwachen, schreiben Sie bitte nach Möglichkeit alle Uhrzeiten auf. Der Platz in diesem Buch ist ja leider recht begrenzt. Erstellen Sie ggf. eine eigene Tabelle auf einem größeren Blatt Papier oder kopieren Sie die Tabelle in ein A4-Format.

In der Übersicht „Meine Schwierigkeiten und mögliche Ursachen" werden dann verschiedene Problembereiche im Einzelnen betrachtet. Bitte geben Sie dort unbedingt die Uhrzeiten an, zu der Sie aufwachen, und vermerken Sie ebenfalls, was Sie zu dieser Uhrzeit tun. Dies ist wichtig, weil sich hinter den jeweiligen Schwierigkeiten völlig unterschiedliche Ursachen verbergen können. Anhand der Liste können Sie die Ursachen im jeweiligen Kapitel nachschlagen. Allerdings lege ich Ihnen ans Herz, auch die übrigen Kapitel zu lesen.

DIE GEHEIMNISSE DES GESUNDEN SCHLAFS

Meine Schwierigkeiten und mögliche Ursachen	
Ereignis	**Mögliche Ursache**
Ich kann nicht gut einschlafen	Äußerliche, körperliche, seelische Ursachen
Ich kann schlecht durchschlafen	Körperliche Ursachen
Ich wache .... Mal während der Nacht auf	Körperliche Ursachen
Zwischen .... und .... Uhr	....
Zwischen .... und .... Uhr	....
Zwischen .... und .... Uhr	....
Zwischen .... und .... Uhr	....
Wenn ich aufwache, muss ich unbedingt	Körperliche Ursachen
Ich wache nachts auf und kann nicht mehr einschlafen, dann	Äußerliche, seelische Ursachen
Ich wache zu früh auf	Körperliche Ursachen

Schlafprotokoll

Datum							
Vor dem Zubettgehen habe ich ...							
Ins Bett gegangen um							
Im Bett habe ich noch							
Zeit bis zum Einschlafen (nach Lichtlöschen)							
Nachgedacht über							
... Mal aufgewacht							
... Mal zur Toilette gegangen							
Aufgewacht um							
Dann habe ich							
Aufgestanden um							
Insgesamt geschlafen							

1.5.2 Organuhr

In diesem Zusammenhang ist es sinnvoll, Sie mit der Organuhr bekannt zu machen. Die Organuhr ist für Sie insofern interessant, weil sie Ihnen Aufschluss darüber geben kann, woran es bei Ihnen liegen könnte, wenn Sie unter Durchschlafstörungen leiden.

Das Konzept der Organuhr stammt aus der traditionellen chinesischen Medizin (TCM) und basiert auf der Vorstellung, dass der menschliche Körper einem Energiekreislauf unterliegt. Das Qi (was in etwa „Lebensenergie" bedeutet) wandert im Laufe des Tages durch verschiedene Organsysteme, die dann jeweils stärkere oder schwächere Aktivität zeigen. Den Organen werden 12 Funktionsströme zugeordnet. Im Laufe von 24 Stunden wird jeweils einer dieser Ströme für 2 Stunden besonders aktiv bzw. durchläuft eine Ruhephase.

Überprüfen Sie in der nachfolgenden Tabelle, zu welchen Uhrzeiten Sie häufig aufwachen, und schreiben Sie das betroffene Organsystem in die Übersicht „Meine Schwierigkeiten und mögliche Ursachen".

Wenn Sie immer wieder zu einer bestimmten Uhrzeit aufwachen, ist dies wahrscheinlich ein

Hinweis auf eine energetische Störung in dem Organ, das zu diesem Zeitpunkt seine stärkste Aktivität hat.

Uhrzeit	Maximale Aktivität	Ruhephase
23 – 1 Uhr	Gallenblase	Herz
1 – 3 Uhr	Leber	Dünndarm
3 – 5 Uhr	Lunge	Blase
5 – 7 Uhr	Dickdarm	Niere
7 – 9 Uhr	Magen	Perikard*
9 – 11 Uhr	Milz	Dreifacher Erwärmer**
11 – 13 Uhr	Herz	Galleblase
13 – 15 Uhr	Dünndarm	Leber
15 – 17 Uhr	Blase	Lunge
17 – 19 Uhr	Niere	Dickdarm
19 – 21 Uhr	Perikard	Magen
21 – 23 Uhr	Dreifacher Erwärmer	Milz

*)   Herzbeutel
**) Steuerungsorgan für den ganzen Körper, das für die Kräfteverteilung und Körpertemperatur zuständig ist

Häufiges Erwachen *zwischen 23 und 1 Uhr* weist auf Störungen der Gallenblase hin. Die Fettverarbeitung kann durch zu spätes und zu fettes Essen beeinträchtigt werden.

Andere körperliche Symptome, die ebenfalls zu diesem Problemkreis gehören, sind Kopfschmerzen, Migräne, Nackenschmerzen, Verspannungen, Müdigkeit, Hautausschläge und Augenbeschwerden.

Auf der emotionalen Ebene unterdrücken Menschen, die an einer Störung des Funktionskreises der Galle leiden, ihre Gefühle, vor allem Ängste und Zorn, und haben ebenso Schwierigkeiten, ihre Träume und Wünsche in die Realität umzusetzen.

Die Änderung der Essensgewohnheiten am Abend kann hier Abhilfe schaffen. Für die emotionale Komponente empfehle ich die Klopfakupressur, die ich Ihnen in Abschnitt 5.4 vorstellen werde.

Häufiges Erwachen *zwischen 1 und 3 Uhr* betrifft Probleme mit der Leber. Dies bedeutet zumeist, dass die Leber überfordert ist mit der Arbeit, die man ihr aufgebürdet hat: Alkohol, zu spätes und zu fettes Essen, süße und salzige Knabbereien vor dem Fernseher und zu später Stunde …

Auf der körperlichen Ebene können neben Schlafstörungen Probleme mit den Augen, der Haut und den Nägeln auftreten. Weitere Symptome sind Muskelschwäche, Menstruationsbeschwerden, Bauchschmerzen, Verdauungsprobleme, Migräne, Schwindel und Tinnitus.

Emotional können sowohl Depressionen und Antriebslosigkeit auftreten als auch Unruhe, Anspannung und Reizbarkeit – denn die Leber verwertet nicht nur die Bestandteile unserer Nahrung, sondern auch das, was wir uns emotional „zuführen". Auch diese Schwierigkeiten lassen sich sehr gut klopfen.

Erwachen *zwischen 3 und 5 Uhr* lässt hingegen auf Schwierigkeiten mit der Lunge schließen. Die Lunge stellt unsere Verbindung zur Außenwelt dar, denn ihr kommen reinigende und klärende Funktionen zu: Sie entscheidet, was in den Körper hinein- und wieder herausgeht. Sie ist also auch für unsere „Verteidigung" zuständig.

Gegen 4 Uhr ist die Lunge ganz besonders anfällig. Treten hier Probleme auf, können diese zu Atemstörungen, Allergien, Asthma, Husten und Hitzeanfällen führen. Zudem können Schwierigkeiten mit den Schleimhäuten oder der Haut auftreten. Oder wir stecken uns leicht bei anderen Menschen an.

Auf der emotionalen Ebene bedeuten Probleme mit der Lunge, dass wir uns schlecht gegen negative Gedanken und Gefühle anderer Menschen abgrenzen können. Aber auch damit müssen wir uns nicht abfinden.

Powertipp:
Lunge

Wenn Sie zwischen 3 und 5 Uhr aufwachen, sollten Sie die Sauerstoffzufuhr erhöhen, indem Sie lüften. Probieren Sie aus, ob es Ihnen hilft, wenn Sie Ihr Kissen aufschütten und sich etwas höher legen, um die Lungen zu entlasten.

Zwischen 5 und 7 Uhr ist die Hochphase des Dickdarms. Seine Aufgabe ist es, Dinge auszuscheiden, die wir nicht mehr benötigen und die uns belasten. Darum müssen wir um diese Uhrzeit häufig zur Toilette. Körperlich gehören zu diesem Funktionskreis die Schleimhäute der Verdauungsorgane, der Nase und der Nebenhöhlen. Es besteht eine Neigung zu Verstopfung, Krämpfen, Blähungen, Entzündungen und Hämorrhoiden. Auch eine allgemeine Anspannung und Verkrampfung des Körpers gehört dazu, ebenso wie Kopfschmerzen, Mundgeruch, eine verstopfte Nase, eine Mandelentzündung und Zahnschmerzen.

Emotional entsprechen diese Symptome der Unfähigkeit, Dinge loszulassen, Verbitterung und Mutlosigkeit.

Da für die meisten Menschen ohnehin vermutlich zu dieser Zeit der Wecker klingelt, ist es eventuell schwierig festzustellen, ob Sie hiervon betroffen sind. Am besten lesen Sie sich die Symptome sorgfältig durch und machen einen entsprechenden Vermerk in Ihrer Analysetabelle „Meine Schwierigkeiten und mögliche Ursachen". Sollten Sie regelmäßig vor dem Klingeln des Weckers aufwachen, ist dies ein Zeichen, dass Sie Probleme mit dem Dickdarm haben könnten.

Es würde den Rahmen dieses Buches sprengen, noch weiter auf die TCM und die Organuhr einzugehen. Wenn Sie sich intensiver mit dieser Materie beschäftigen möchten, finden Sie unter „Bezugsquellen" am Ende des Buchs entsprechende weiterführende Links.

KAPITEL 2

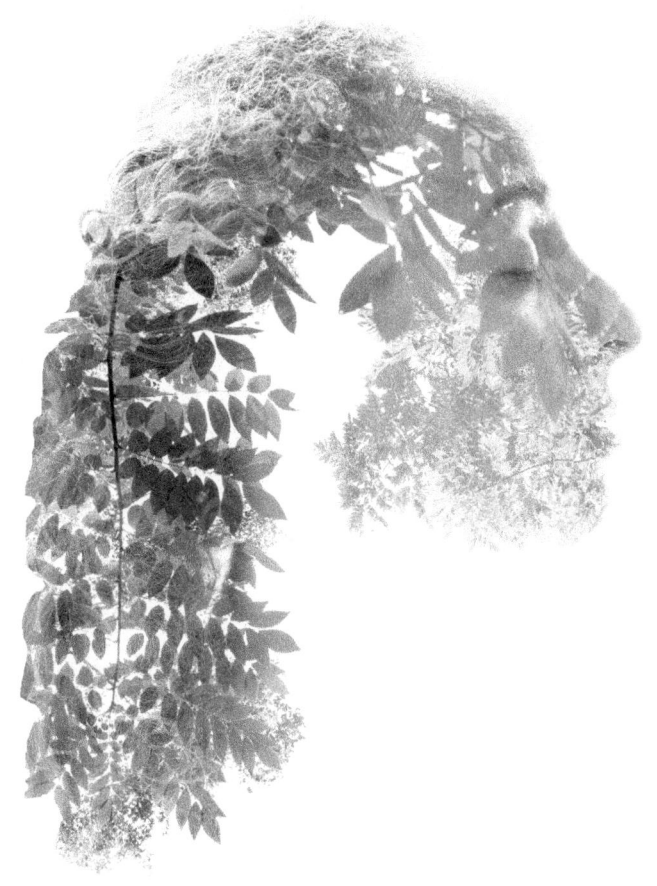

ÄUSSERE URSACHEN
FÜR SCHLAFSTÖRUNGEN

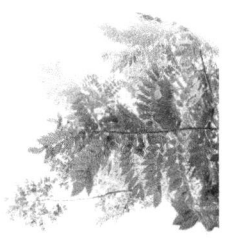

2.1

STANDORT DES BETTES

Ein ungünstiger Standort des Bettes kann eventuell dafür sorgen, dass Sie sich nicht wirklich sicher und behaglich fühlen, wenn Sie sich hineinlegen. Überprüfen Sie den Standort Ihres Bettes anhand der folgenden Checkliste:

- Das Schlafzimmer selbst sollte sich nicht zu nah am Wohnungs- oder Hauseingang befinden, weil dieser Platz zu unruhig ist. Instinktiv wählen die meisten Menschen ohnehin einen ruhigen Raum als Schlafzimmer.

- Auch im Raum selbst gibt es dynamischere Stellen und weniger dynamische. Wählen Sie möglichst einen ruhigen Ort aus, der nicht in einer Linie mit Tür und Fenster liegt.

- Eventuell kann der Schlafbereich optisch abgetrennt werden, um ihn zu beruhigen.

- Es gilt als ungünstig, mit dem Kopf in südwestlicher Richtung zu liegen. Wie es scheint, bevorzugen die meisten Menschen eine Liegerichtung mit dem Kopf nach Norden, den Magnetfeldlinien der Erde folgend.

- Das Kopfteil sollte sich an einer Wand befinden.

- Das Bett sollte nicht direkt gegenüber einer Tür stehen, so dass Ihre Füße nicht zur Tür hinaus zeigen.

- Am besten befindet sich das Bett diagonal möglichst weit von der Tür entfernt und ermöglicht einen bequemen Einblick in die geöffnete Tür.

DIE GEHEIMNISSE DES GESUNDEN SCHLAFS

🐾 Das Bett sollte nicht direkt unter einem Fenster stehen.

🐾 Sie sollten vom Bett aus nicht direkt auf einen Spiegel sehen, am besten ohnehin keinen Spiegel im Schlafzimmer haben oder diesen vor dem Schlafengehen verhängen, denn Spiegel dynamisieren den Schlafbereich. Auch Fernseher und Computer haben spiegelnde Flächen.

🐾 Ohnehin sollte der Arbeitsplatz sich möglichst nicht im Schlafzimmer befinden, damit Arbeit und Entspannung möglichst getrennt bleiben. Lässt sich dies überhaupt nicht vermeiden, sollte der Arbeitsplatz vom Bett aus nicht zu sehen sein.

🐾 Das Schlafzimmer sollte in ruhigen Farben gehalten sein. Aufregende Farben wie Rot sollten nur sehr sparsam verwendet werden, da diese Ihren Schlaf stören können.

🐾 Laut Einschätzung der Kommission für Innenraumlufthygiene des Bundesumweltamtes sind unsere Räume meistens stärker mit Feinstaub und Schadstoffen belastet als die Luft draußen. Fußbodenbeläge, Farben, Möbel oder Elektrogeräte dünsten jede Menge gesundheitsschädliche Substanzen wie Formaldehyd, Weichmacher oder Lösungsmittel aus und können unseren Schlaf stören. Eine Studie des Bundesumweltamtes aus dem Jahr 2010 brachte ans Licht, dass von 100 Haushalten nur in 55 die Luft unbedenklich war.[24]

Powertipp:
Neuanschaffungen

Probieren Sie Neuanschaffungen erst einmal aus, haben Sie keine Scheu, in Möbelhäusern Schränke zu öffnen und hineinzuschnüffeln oder an Sachen zu riechen. Und denken Sie daran, dass selbst „natürliche" Produkte manchmal intensiv riechen können, auch das kann Ihren Schlaf stören.

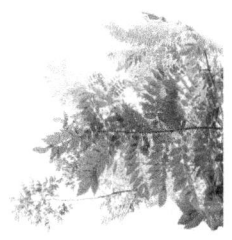

2.2
DAS BETT

Auch das *Bett* selbst ist natürlich wichtig für einen guten Schlaf. Vermeiden Sie Metallbetten. Metalle sind magnetisch. Am besten sind Holzbetten geeignet. (Da wir so viel Zeit schlafend im Bett verbringen, halten es Feng-Shui-Experten für sinnvoll, das Bett alle 10 bis 15 Jahre auszutauschen, da es dann „energetisch gesättigt" ist.)

Sie sollten auf keinen Fall Federkernmatratzen verwenden, da diese im Inneren Stahlfedern enthalten, die für Elastizität sorgen sollen. Dies führt zu Veränderungen im Erdmagnetfeld auf der Fläche des Bettes und irritiert den Körper. Mehr dazu erfahren Sie in Abschnitt 2.3.

Um die Elastizität einer *Matratze* möglichst lange zu erhalten, ist es sinnvoll, diese des Öfteren zu wenden, sowohl zur Seite als auch in der Länge. Wenn Sie unter Allergien leiden, sollten Sie Ihre Matratze mit einem waschbaren Schonbezug versehen.

Ihre Matratze muss die richtige Härte aufweisen, damit Sie sich wohlfühlen können. Wussten Sie, dass der Mensch 50 % der Nacht in Seitenlage verbringt? Im Schulter- und Beckenbereich darf der Körper in die Matratze sinken, muss aber im Beckenbereich gut gestützt werden. Im Prinzip sollten Sie genauso liegen, wie Sie stehen.

Dabei spielt auch das *Kopfkissen* eine nicht unerhebliche Rolle. Kopf und Halswirbelsäule sollen eine gerade Linie bilden, die Halswirbelsäule soll nicht abknicken. Ein zu hohes oder zu niedriges Kopfkissen kann dafür sorgen, dass Sie am nächsten Morgen mit Nackenschmerzen aufwachen, die Sie vielleicht sogar den ganzen Tag über begleiten. Es lohnt sich also, besonders auf das Kopfkissen zu achten. Stiftung Warentest hat 2017 zwanzig Nackenkissen getestet und nur vier davon für gut befunden. Das spricht ja schon für sich. Noch dazu haben die meisten Produkte keine Anleitungen, aus denen hervorgeht, wie sie zu verwenden sind …

Ich selbst habe übrigens erst nach einer jahrelangen Odyssee herausgefunden, dass ich nur auf einem Hirsekissen immer gut schlafen kann – und investiere jetzt gerne freudig alle paar Jahre in eine neue Füllung meines Kissens.

Auch die Bettdecke ist natürlich wichtig. Sie sollte (wie alle Heimtextilien übrigens) auf Schadstoffe geprüft sein. Wenn Sie unter Allergien leiden, sollten Sie die Bettwäsche jede Woche wechseln, um auf Nummer sicher zu gehen. Noch etwas: Sie können sich in Ihrer Bettwäsche nur wohlfühlen, wenn Sie nicht auf irgendwelche Fremdstoffe reagieren. Wenn Sie öfter im Bett unter Kopfschmerzen leiden, probieren Sie ein Waschmittel ohne Duftstoffe.

Kürzlich habe ich die interessante Information bekommen, dass Decken nicht schwerer als 10 % des eigenen Körpergewichtes sein sollten, damit man sie als angenehm empfindet und sich unter ihnen geborgen fühlen kann. Vermutlich richten sich die meisten Menschen das ohnehin so ein, aber wenn Sie einmal unter einer viel zu schweren Decke begraben waren, wissen Sie, wovon hier die Rede ist.

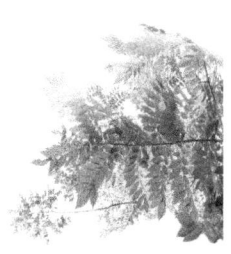

2.3
NATÜRLICHE STÖRFELDER

Wussten Sie, dass der menschliche Körper Eisen enthält, das (genau wie das Blut und das Wasser im Körper) auf elektromagnetische Einwirkung reagiert? Ist Ihnen auch bewusst, dass das menschliche Gehirn und Nervensystem ausschließlich mit bioelektrischen und biochemischen Impulsen arbeiten? Die Zellen an sich als auch untereinander werden durch feinste elektrische Ströme koordiniert. Diese Spannung beträgt ca. 70 mV (mV = Millivolt, also ein Millionstel Volt).

Es wird Ihnen sofort einleuchten, dass sich unser Nervensystem kaum noch entspannen kann, wenn sich in der Umgebung zu viele elektronische Geräte befinden, so dass sich eine Spannung ergibt, die 100 V/m (V/m = Volt pro Meter) oder mehr beträgt.

Schon winzige Impulse können wirken. Strahlungen aus der Atmosphäre, dem Boden und technischen Geräten wirken auf Atome und Zellen und können Nerven, Zellen, Gensubstanz, Stoffwechsel, Immunsystem, Blutkreislauf und Blutbildung beeinflussen. Es kann zu Fehlsteuerungen und Fehlfunktionen im Körper kommen – vor allem während der nächtlichen Regenerationsphase. Schlafstörungen, Unruhe, Schmerzen, Rückenprobleme, Immunschwächen, Allergien, Depressionen, Tinnitus, vegetative Dystonie und Krebs können durch Erdstrahlen und elektromagnetische Felder am Schlafplatz verursacht werden.

Blutpartikel können sich z. B. durch eine veränderte elektrische Ladung halb übereinander lagern und nicht mehr in der Lage sein, Sauerstoffmoleküle zu binden. Dies führt dann nicht nur zu einer Abnahme der Sauerstoffkonzentration im Blut, sondern auch zu Müdigkeit, Schwächeanfällen, Abgeschlagenheit, Schwindel und Konzentrationsstörungen.

Im Netz gibt es dazu sehr anschauliches Filmmaterial. Geben Sie bei YouTube die Worte „Blutbild nach Handytelefonat" ein und sehen Sie sich die Clips an.

Die schädigende Auswirkung der elektromagnetischen Felder auf den menschlichen Organismus durch organische, zelluläre oder chemische Veränderungen gilt heute als erwiesen.[25]

Trotzdem sind Strahlen nicht immer und per se schädlich. Tatsächlich benötigen Menschen die gesunde, lebenserhaltende Strahlung der Schumann-Wellen. Dabei handelt es sich um elektromagnetische Wellen mit einer bestimmten Frequenz. Die Schumann-Welle ist mit 7,83 Hz die Grundresonanzfrequenz unseres Lebensraums. Ein elektrisch geladener Körper, der mit 7,83 Hz schwingt, verbindet sich mit dem elektrostatischen Feld der Erde. Unser Gehirn schwingt im gesunden Zustand in genau dieser Frequenz.

Fehlt uns diese Schwingung, kann dies Benommenheit, Kopfschmerzen, Pulsänderungen und Atemveränderungen hervorrufen. Die Schumann-Wellen tragen also zu unserem physischen und psychischen Wohlbefinden bei. Aus diesem Grunde sollten Sie unbedingt davon absehen, sich ohne eine vorherige fachmännische baubiologische Untersuchung eine Strahlenschutzmatte unter das Bett zu legen, denn diese kann dafür sorgen, dass auch die benötigte Schumann-Welle nicht mehr bei Ihnen ankommt. Dann hätten Sie sehr viel Geld ausgegeben, aber gar nichts gewonnen.

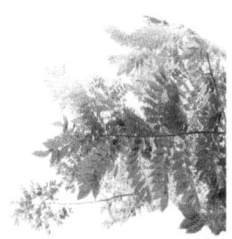

2.4
GEOPATHIE

Unter Geopathie versteht man verschiedene Arten von Störstrahlungen, die unser Wohlbefinden massiv beeinträchtigen können. Unter dem Begriff „Erdstrahlung" werden heute alle Naturerscheinungen zusammengefasst, die eine physikalische Veränderung des Erdmagnetfeldes hervorrufen und sich dadurch auf Menschen, Tiere und Pflanzen auswirken können. Erdstrahlung kann durch Erdverwerfungen und Gesteinsbrüche, aber auch erdmagnetische Gitternetze und Wasseradern hervorgerufen werden. Falls Sie nicht an die Existenz dieser Strahlen glauben mögen, finden Sie in der Natur viele plastische Beispiele dafür. Bäume haben grundsätzlich die Tendenz, gerade nach oben in Richtung Licht zu wachsen. Trotzdem sehen Sie häufig Bäume, die sich schon nach 1 bis 2 Metern spalten, verdrehen, schräg wachsen oder „Tumore" entwickeln. Dadurch versuchen sie, den Störstrahlen zu entgehen.

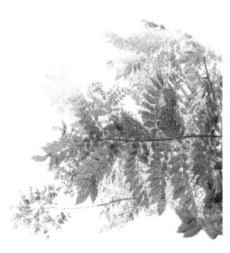

2.5
WASSERADERN

Unter einer Wasserader versteht man fließendes Wasser im Boden. Regenwasser gelangt in unterirdische Wasserläufe und von dort aus in Seen. Auf diesem Weg bietet die Erde dem Wasser einen Widerstand. Dieser Reibungswiderstand erzeugt auf physikalischem Wege ein schwaches elektrisches Feld, das sich je nach Fließmenge und Fließgeschwindigkeit entsprechend auf Menschen auswirken kann. Dazu kommt noch, dass Wasserstrahlung ionisierend wirkt. Ionisierende Strahlung ist in der Lage, Elektronen aus Atomen und Molekülen zu entfernen, so dass positiv geladene Ionen oder Molekülreste zurückbleiben. Diese strahlen zusätzlich in einem 45-Grad-Winkel vom Wasserlauf aus.

Manche Tiere erweisen sich übrigens als regelrechte Strahlenflüchter. Früher trieben Menschen Kühe, Schweine und Schafe deshalb auf eine Weide und beobachteten, wo sie sich ihre Schlafplätze suchten. Dies waren gute Plätze für einen Hausbau.

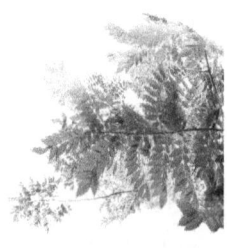

2.6
VERWERFUNGEN

Bestimmt haben Sie schon einmal von der tektonischen Plattenverschiebung gehört. Auf der Erdoberfläche gibt es verschiedene Platten, die sich ständig bewegen, sich über- und untereinander schieben. Sie sorgen dafür, dass die Alpen jedes Jahr 5 cm in die Höhe wachsen, sie rufen Erdbeben, Vulkanausbrüche usw. hervor. So ist die Erde immer in Bewegung. Ständig rutschen Erdteile ab oder verschieben sich. Wenn dies geschieht, werden ebenfalls Strahlen nach oben gesendet. Wenn Sie sich vor Augen halten, wie massiv die Folgen auf der kontinentalen Ebene sind (Vulkanausbrüche, Flutwellen, Erdbeben etc.), können Sie sich leicht vorstellen, wie sehr auch Sie von kleinen Verwerfungen beeinflusst werden können, die vielleicht in Ihrer unmittelbaren Umgebung stattfinden. In der Folge können dann Rücken- oder Gliederschmerzen, Probleme mit der Wirbelsäule, Kopfschmerzen oder Schwindel auftreten.

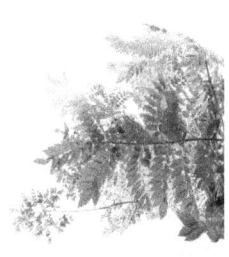

2.7
RADIOAKTIVITÄT

Gesteinsverwerfungen oder auch Gesteinsbrüche können dazu führen, dass Radioaktivität durch

Radon freigesetzt wird. Zwar wird Radon in reiner Form gezielt in geringer Dosis heilwirksam eingesetzt. Wenn es jedoch zusammen mit Sauerstoff und Stickstoff in die Umwelt getragen wird, wirkt es giftig und gesundheitsschädlich.

Radioaktivität im Haus kann auch durch Materialien und Glasuren von Kacheln, Fliesen und Vasen verursacht werden, die aus Rohmaterial stammen, das zu hohe radioaktive Werte aufweist.

Auch bestimmte Baumaterialien können zur Freisetzung erhöhter Radonkonzentrationen führen. Auf der Seite des Bundesamtes für Strahlenschutz

www.bfs.de/DE/home/home_node.html

finden Sie weiterführende Informationen.

Powertipp:
Geopathische Störfelder

Nachfolgend finden Sie eine Liste mit besonderen Problembereichen, die auf geopathische Störfelder hinweisen können.

Wenn alle anderen Möglichkeiten ausgeschöpft und keine Verbesserungen erzielt wurden, sollten Sie eine baubiologische Untersuchung Ihres Schlafplatzes in Erwägung ziehen.

Adressen finden am Ende des Buches unter „Bezugsquellen".
Die strahlenbiologische Untersuchung mit entsprechender
Neutralisation kostet ein paar Hundert Euro.

- Schlafstörungen

- Migräne

- Alpträume

- Bettnässen

- Herzrhythmusstörungen

- Unruhiger Schlaf

- Nachtschweiß

- Kopfschmerzen

- Metallischer Geschmack

- Leistungsverlust

- Erschöpfung

- Frieren im Bett

- Häufiges Ermüden

- Gereiztheit

- Rückenschmerzen

- Geringe Belastbarkeit

- Nackenschmerzen

- Körperzucken

- Gefühl des Gerädertseins am Morgen

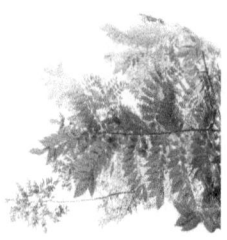

2.8
ELEKTROSMOG

2.8.1 Niederfrequenter Strom

Überall dort, wo elektrische Energie erzeugt, verwendet und transportiert wird, entstehen niederfrequente Felder. Sie werden in der Maßeinheit Hertz (Hz) gemessen, nach der Anzahl der Schwingungen pro Sekunde. Im Haushalt wird Niederfrequenzstrom von 50 Hz verwendet.

Es handelt sich um Kraftfelder, die zeitlich konstante (statische) Gleichfelder oder zeitliche Wechselfelder sein können. Niederfrequente Felder werden die Felder genannt, die sich langsam verändern.

Durch die Nutzung von Strom entstehen immer sowohl niederfrequente elektrische als auch magnetische Felder. Magnetische Felder entstehen immer durch den Transport von elektrischen Ladungen, also wenn Strom fließt. Für die Größe des magnetischen Feldes ist die Stromstärke maßgeblich.

Ein elektrisches Feld baut sich zwischen zwei unterschiedlich geladenen Körpern auf. Die Stärke des elektrischen Feldes hängt von der Ladung der Körper und von ihrem Abstand zueinander ab.

Wenn niederfrequente elektrische oder magnetische Felder auf einen elektrisch leitfähigen Körper einwirken, so bewegen sich an seiner Oberfläche elektrische Ladungen. Für den menschlichen Körper bedeutet dies, dass durch niederfrequente elektrische und magnetische Felder außerhalb auch im Körper selbst weitere elektrische Ströme und Felder erzeugt werden. Diese können Nerven im Körper stimulieren und so zu ungewollten körperlichen Reaktionen führen.

Ungeklärt ist bislang, ob ein Zusammenhang bestehen könnte zwischen neurodegenerativen Erkrankungen und beruflicher Exposition mit niederfrequenten Magnetfeldern. Studienergebnisse lassen dies vermuten.[26]

Die Internationale Agentur für Krebsforschung (IARC), die Teil der Weltgesundheitsorganisation WHO ist, hat übrigens niederfrequente Magnetfelder (z. B. von Hochspannungsleitungen) 2013 als „möglicherweise krebserregend" eingestuft.[27]

Schon der Anschluss eines Kabels an ein Stromnetz lässt ein elektrisches Feld um das Kabel herum entstehen, ganz gleich, ob das dazugehörige Gerät angestellt ist oder nicht! Auch wenn Sie glauben, dass Sie nicht von Elektrosmog betroffen sind, weil Sie „nichts merken", so bedenken Sie bitte, dass es sich dabei doch um ganz normale physikalische Vorgänge handelt, denen Sie als Mensch immer ausgesetzt sind. Erinnern Sie sich nur daran, wie oft in Ihrem Leben Sie schon aufgrund der elektrischen Leitfähigkeit Ihres Körpers einen Stromschlag bekommen haben.

Aber zurück zu Ihrem Schlafplatz: In der Regel werden in den Schlafzimmern Steckdosen stets auf Kopfhöhe verlegt, um den Anschluss an Nachttischlampen usw. zu ermöglichen. Häufig stehen auch noch Radiowecker gleich neben dem Kopf.

Wenn ein elektrisches Gerät, wie zum Beispiel der Radiowecker, eingeschaltet, der Strom also aktiviert wird, entstehen magnetische Felder. Diese Felder können eine Reichweite von 2 bis 3 Metern haben und durch Mauern strahlen – ebenso wie Sicherungs- und Stromkästen im Flur, Stromleitungen usw. und natürlich ebenfalls die Geräte der Nachbarn. Noch dazu haben diese Felder die Eigenschaft, sich auszubreiten. Dies begünstigt das Phänomen der Ankopplungen.

2.8.2 Ankopplungen

Objekte in elektromagnetischen Feldern laden sich auf und geben die Spannung weiter. Wenn Sie im Bett in einem magnetischen Feld liegen, laden *Sie* sich auf. Da die Stromkabel meistens fast direkt neben den Wasserleitungen verlegt werden, führt dies zu einer Ankopplung der Wasserleitung (ohnehin sind metallische Rohre ja gute Stromleiter). Dies kann dann dazu führen, dass die Wasserleitungen unter Strom stehen und ein weiteres elektrisches Feld erzeugen. Wenn die Wasserleitung durch die Heizung führt, kann sie für eine Ankopplung der Heizung sorgen, die wiederum ein elektrisches Feld erzeugt ... Kurz und gut, durch das Zusammentreffen aller genannten magnetischen und elektrischen Strahlungen kann ein Feld entstehen, in dem sich jegliches Metall im Raum oder Haus ankoppeln kann, wie Türklinken, Nägel, Schlüssel, Fenstergriffe, ja, sogar Brillen.

Sie können diesen Zustand aber noch toppen, wenn Sie auf einer Federkernmatratze schlafen. Ein elektrisches Gerät in ca. 40 cm Abstand kann ausreichen, die Federkernmatratze unter Spannung zu setzen. Dadurch kommt es zu einer Verzerrung des Erdmagnetfeldes und einer körperlichen Irritation.

2.8.3 Funkstrahlung

Ungepulste hochfrequente Strahlung

Bei ungepulster hochfrequenter Strahlung entstehen elektromagnetische Felder, die im Frequenzbereich von 100 Kilohertz (kHz) und 300 Gigahertz (GHZ) liegen. Sie werden von Antennen abgestrahlt und sind in der Lage, über große Entfernungen Energie und Informationen zu übertragen.

Die ungepulste hochfrequente Strahlung ist eine Funkstrahlung, die hauptsächlich von Radio- und TV-Sendern sowie von Taxifunk genutzt wird.

Gepulste hochfrequente Strahlung

Bei der gepulsten hochfrequenten Strahlung wird kein permanentes Funksignal ausgestrahlt, sondern das Funksignal wird an- und ausgeschaltet, ähnlich einem Blinklicht. Auf diese Weise können sich mehrere Sender eine Frequenz teilen.

Hochfrequente elektromagnetische Felder wirken auf den menschlichen Körper, egal ob Sie dies wahrnehmen oder nicht. Lebewesen enthalten elektrisch geladene Teilchen und polare Moleküle. Polare Moleküle sind zwar als Ganzes elektrisch neutral, tragen aber an ihren jeweiligen Enden positive bzw. negative Teilladung.

Die elektrischen und magnetischen Felder wirken auf elektrisch geladene oder polare Teilchen ein, so dass sie sich bewegen. In einem hochfrequenten elektromagnetischen Feld bewegen sich die Teilchen sehr schnell im Takt der Frequenz. Dabei reiben sie aneinander, so dass Wärme entsteht. Die Wirkung hängt dabei nicht nur von der Stärke und Frequenz des Feldes ab, sondern auch von der Beschaffenheit des aufnehmenden „Gewebes". In Tierversuchen wurde nachgewiesen, dass eine dauerhafte Strahlung gesundheitliche Auswirkungen zeigt, wenn die Körpertemperatur längere Zeit um mehr als 1° C erhöht war. Dabei zeigte sich, dass

- Stoffwechselvorgänge gestört wurden,

- Verhaltensänderungen eintraten und

- die Embryonalentwicklung gestört wurde.

Aber es bestehen auch Wirkungen, die nichts mit der thermischen Wirkung zu tun haben.

Warum erkläre ich Ihnen dies so ausführlich? Ich möchte gerne, dass Sie verstehen, wie sehr sich das, was Sie tagsüber tun, auf Ihren Schlaf auswirkt. Die hochfrequente Strahlung ist nicht nur allgegenwärtig, sondern auch besonders. Die gepulste Strahlung wird in rhythmische Einzelpakete verpackt und kann damit die natürlichen Rhythmen unseres Gehirns und Körpers beeinflussen (einige Frequenzen der hochfrequenten Strahlung entsprechen nämlich denen, die unser Gehirn nutzt).

Neben den bereits erwähnten Störungen wird die magnetisch sensible Zirbeldrüse durch die elektromagnetischen Impulse empfindlich gestört. Dies führt dann dazu, dass die Melatoninproduktion verzögert, vermindert oder sogar blockiert wird. Dadurch können wieder Probleme beim Ein-, Durch- oder Ausschlafen entstehen!

W-LAN und *Bluetooth* sind Anwendungen, bei denen hochfrequente elektromagnetische Strahlung dazu benutzt wird, verschiedene Geräte der Telekommunikation kabellos und mobil miteinander zu verbinden. Sie verwenden jeweils unterschiedliche Frequenzen und haben unterschiedliche Funktionen.

W-LAN (Wireless Local Area Network; drahtloses lokales Netzwerk) wird zum Aufbau lokaler kabelloser Computernetzwerke verwendet und/oder bietet Zugriff auf übergeordnete Netzstrukturen. Je nach Art der Umgebung sind hier Reichweiten zwischen 100 und 300 m im Freien möglich!

Die *Bluetooth-Technik* hingegen stellt eher einen Nahbereichfunk dar und zielt vorrangig auf die Kupplung von Geräten im Bürobereich ab (PC, Organizer, Drucker usw). Aber auch hier sind Anwendungen mit Reichweiten von 100 m möglich, je nach Geräteklasse.

DECT-Telefone nehmen eine Sonderstellung ein, da sie besonders schädlich sind. Denn mit einem DECT-Telefon ist es, als stellten Sie sich einen Funkmast in die Wohnung, der pausenlos sendet, ob Sie nun telefonieren oder nicht. Überprüfen Sie, ob Ihr schnurloses DECT-Telefon eine ECO-Einstellung hat. Damit können Sie die Strahlung des Gerätes reduzieren. Informieren Sie sich vor Anschaffung eines neuen Gerätes aber bitte genau über die entsprechenden Einstellungsmöglichkeiten. Als ich mein Telefon im Hinblick darauf untersuchte, fand ich zwar eine ECO-Einstellung, aber auch den Hinweis, dass diese nicht mehr möglich ist, wenn mehr als ein Mobilteil benutzt wird ...

Handys sind natürlich die größten Strahlenverursacher. Schon 1994 hat der Medizinphysiker der Universität Lübeck, Dr. Lebrecht von Klitzing, herausgefunden, dass menschliche Gehirnströme schon nach wenigen Minuten durch gepulste Mikrowellen verändert werden. Die International Agency for Research on Cancer (IARC) stufte die Strahlung, die von Handysendemasten ausgeht, als karzinogen ein.[28]

Viele andere Studien haben mittlerweile einen
Zusammenhang zwischen Handys, Schnurlostelefonen und Krebserkrankungen hergestellt. Dabei scheint vor allem die Berührung mit dem
Körper ein wichtiger Aspekt zu sein. Neben
einer allgemeinen Erhöhung des Krebsrisikos
durch Mikrowellenstrahlung wird vor allem das
Risiko für Gehirntumore und Leukämie erhöht.
Darüber hinaus kann es zu Herz-Kreislauf-
Beschwerden, neurologischen und psychologischen Erkrankungen und Immunschwäche
kommen. Auch das Risiko von Fehlgeburten soll
sich durch Handystrahlung erhöhen. Zu diesen
Ergebnissen kam Dr. Neil Cherry von der Lincoln University in Neuseeland in einer Metaanalyse zu den gesundheitlichen Risiken von Handystrahlung.[29] Tragisch daran ist, dass wir uns
durch den vermehrten Einsatz des Handys selbst
schaden.

2.8.4 LED-Lampen

LED-Lampen (lichtemittierende Diode) gelten
als energiesparend und damit als umweltfreundlich und werden immer häufiger verkauft. Tatsache ist jedoch, dass die LED-Lampe aufgrund

des hohen Gehalts der in ihr enthaltenen Metalle Aluminium, Antimon, Arsen, Chrom, Kupfer, Gallium, Gold, Indium, Eisen, Blei, Nickel, Phosphor, Silber und Zink sehr viel mehr Ressourcen benötigen und darüber hinaus auch viel toxischer sind als Glühlampen.[30] (Arsen und Blei gelten als krebsauslösend, Gallium und Antimon als gesundheitsschädlich.)

Und: Sie beeinträchtigen auch Ihren Schlaf. Denn das blaue Licht, das LED-Lampen verwenden, kann nicht nur Ihre Retina schädigen, sondern auch dafür sorgen, dass die Bildung des Hormons Melatonin unterdrückt wird, so dass Sie weniger müde sind und schlechter Schlaf finden.

 Powertipps:
Elektrosmog

Es ist eigentlich ganz einfach: *Im Umkreis von 2 Metern um den Schlafplatz herum sollten keine elektrischen Geräte eingesteckt sein.* Dies bedeutet, dass Sie eventuell Radiowecker, Nachttischlampen usw. entfernen müssen. Bitte denken Sie daran, dass Strom fließt, sobald Sie einen Stecker in die Steckdose stecken. Sehen Sie auch unter dem Bett nach, ob sich dort vielleicht ein Verlängerungskabel befindet, dies sollte dort auch nicht liegen. Verwenden Sie besser einen batteriebetriebenen Wecker.

Ohnehin sollten sich im Schlafraum möglichst wenig elektrische Geräte befinden, aber manchmal ist dies ja nicht möglich, z. B. wenn man in einer Einzimmerwohnung lebt. *Platzieren Sie in diesem Fall alle Geräte so, dass der Abstand zum Bett mindestens 2 Meter beträgt.*

Besorgen Sie sich Steckleisten, die Sie an- und ausschalten können. *Stöpseln Sie am Abend alle elektrischen Geräte aus.* (Denken Sie daran, dass auch Geräte im Standby-Modus unter Strom stehen und Strom verbrauchen.) Dies lässt sich wunderbar in die abendliche Routine einbauen und bereitet auf das Zubettgehen vor.

Verwenden Sie kein W-LAN, sondern Kabelinternet.

Stellen Sie Ihr schnurloses Telefon in den Flur und prüfen Sie, ob es einen ECO-Modus hat. Falls ja, stellen Sie diesen Modus ein. Dann funkt das Telefon nur, wenn Sie damit telefonieren.

Legen Sie das Handy auf gar keinen Fall neben das Bett, sondern ebenfalls in den Flur oder ein anderes Zimmer. Falls Sie das Handy neben dem Bett brauchen, stellen Sie den Flugmodus ein.

Verwenden Sie im Bett keine LED-Lampe zum Lesen. Diese kann blaues Licht produzieren, das Sie am Einschlafen hindern kann.

Überprüfen Sie auch, was sich auf der anderen Seite der Wand befindet, an der Sie mit dem Kopf schlafen. Sollte dort eine Wasserleitung oder sogar Starkstrom sein, wäre es sinnvoll, einmal auszuprobieren, ob Sie an einer anderen Stelle besser schlafen.

Vergewissern Sie sich, dass sich keine Satellitenschüssel in unmittelbarer Nähe zu Ihrem Bett befindet.

Falls alle anderen möglichen Ursachen ausscheiden, ziehen Sie einen Baubiologen hinzu. Kaufen Sie sich auf gar keinen Fall ohne kompetente fachliche Unterstützung irgendwelches

Strahlenschutzequipment. Adressen von Baubiologen finden Sie am Ende des Buches unter „Bezugsquellen".

Es gibt eine *App* namens *f.lux*,[31] die man downloaden kann, mit der man die Farbtemperatur des PC-Monitors automatisch an die jeweilige Tageszeit des Standortes anpassen kann. Die App scheint allerdings nicht etwas für jedermann zu sein, einige Nutzer sind sehr begeistert, andere bekommen davon Kopfschmerzen ... Probieren Sie am besten selbst aus, ob sie Ihnen hilft.

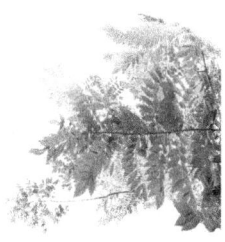

2.9
SONSTIGE STÖRFAKTOREN

2.9.1 Wasserbetten

Wenn Sie die vorherigen Ausführungen sorgfältig gelesen haben, wird Ihnen klar sein, dass Wasserbetten in Verbindung mit dem angekoppelten Wasser ein elektromagnetisches Feld erzeugen. Wenn Sie auf einem Wasserbett liegen, kann Ihr Schlaf also erheblich gestört werden.

2.9.2 Fußbodenheizung

Das im Boden fließende Wasser verändert zum einen das Erdmagnetfeld, zum anderen sorgen die in die Luft gewirbelten feinen Partikel häufig für Atemwegsbeschwerden.

2.9.3 Pflanzen im Schlafzimmer

Vielleicht haben Sie schon gehört, dass man im Schlafzimmer besser keine Pflanzen haben sollte. Dort besteht ein gewisser Feuchtigkeitspegel, dadurch dass wir im Schlaf schwitzen und atmen und somit Feuchtigkeit an die Raumluft abgeben. Wenn Pflanzen im Schlafzimmer stehen, die zu viel gegossen werden, kann unter Umständen die Blumenerde verschimmeln, dann bildet sich ein weißer Belag auf der Erde. Der Schimmelpilz gibt Sporen an die Raumluft ab, die Allergien auslösen können. Schimmelpilze produzieren durch ihren Stoffwechsel Mykotoxine, die den Körper unter Umständen sehr schwer schädigen können.

Dagegen erscheint die schlechte Luft, für die Pflanzen im Schlafzimmer sorgen können, fast harmlos. Dies liegt an der Photosynthese. Immer wenn Licht auf das im Blattgrün enthaltene Chlorophyll trifft, nimmt die Pflanze Kohlendioxid aus der Luft auf und gibt Sauerstoff als Abfallprodukt ab. Nachts, wenn kein Licht da ist, stellt die Pflanze die Photosynthese zwar ein, bleibt aber trotzdem aktiv. Sie nimmt jetzt Sauerstoff auf und gibt dafür Kohlendioxid ab. Das Ergebnis ist schlechte Luft im Schlafzimmer. Durch die hohe Kohlendioxidkonzentration verfällt der Körper in eine Art „Sparmodus", so dass man am Morgen wie gerädert aufwacht.

Aber es gibt einige Pflanzen, die Ihren Schlaf unterstützen können, weil sie nachts die Luft reinigen. Die NASA hat hierzu eine Studie veröffentlicht[32] und empfiehlt u. a. die folgenden Pflanzen (von denen einige Gegenstand weiterer Studien waren):

1. **Jasmin (Jasminum officinale):** Soll Körper und Geist beruhigen laut einer Studie der Wheeling Jesuit University.[33]

2. **Bogenhanf (Sansevieria):** Der Bogenhanf nimmt nachts Kohlendioxid auf und gibt Sauerstoff ab und kann außerdem Formaldehyd, Trichlorethen und Benzol aus der Luft filtern.

3. **Aloe vera:** Auch Aloe vera gibt nachts Sauerstoff ab und trägt so zur Verbesserung des Raumklimas bei. Außerdem ist diese Pflanze äußerst pflegeleicht, benötigt allerdings direkte Sonneneinstrahlung. Man kann sie auch zur Hautpflege benutzen.

4. **Grünlilie (Chlorophytum comosum):** Die Tests der NASA zeigen, dass die Grünlilie in der Lage ist, ca. 90 % des potentiell krebserregenden chemischen Formaldehyds aus der Luft zu entfernen. Die Pflanze ist ebenfalls in der Lage, Gerüche und Rauch zu absorbieren.

5. **Gemeiner Efeu (Hedera helix):** Aus einem 2005 vom American College of Allergy, Asthma, and Immunology durchgeführten Experiment hat sich ergeben, dass der gemeine Efeu 94 % der durch die Luft übertragenen Verunreinigungen und *78 % von Schimmel in der Luft innerhalb von 12 Stunden beseitigen kann.*[34] Da Schimmel unsere Atmung beeinträchtigt, kann Efeu unseren Nachtschlaf definitiv verbessern. (Allerdings ist der Gemeine Efeu giftig und sollte daher außer Reichweite von Haustieren und Kindern bleiben.)

6. **Einblatt (Spathiphyllum):** Auch das Einblatt kann schädliche Gifte wie Benzole, Trichloräthylen und Formaldehyd aus der Luft filtern. Außerdem geben die Blüten Wasserdunst ab, was die Feuchtigkeit im Schlafraum um bis zu 5 % steigern kann. Dies verhindert das Austrocknen von Nase und Augen.

7. **Bergpalme (Chamaedorea):** Bergpalmen sollen wunderbare Lufterfrischer sein, die Gifte und Mief absorbieren.

8. **Gerbera:** Die Gerbera gibt nachts Sauerstoff ab und sorgt so für eine verbesserte Schlafqualität.

9. **Efeutute (Epipremnum aureum):** Auch die Efeutute zeichnet sich durch besondere luftreinigende Eigenschaften aus und ist zudem auch noch einfach zu pflegen. Allerdings sind die Blätter leicht giftig. Es ist daher besser, sie außerhalb der Reichweite von Kindern und Haustieren aufzuhängen.

2.9.4 Geräusche und Lärm

Neben Straßenlärm gehören vorbeifahrende Züge und Flugzeuge nachts zu den häufigsten

Lärmquellen. Das Schnarchen des Partners stellt ebenfalls eine häufige Lärm- und Stressquelle dar. Schnarchgeräusche können Spitzenwerte von 80 bis 100 Dezibel erreichen und liegen damit deutlich über dem von der WHO empfohlenen Richtwert von maximal 40 Dezibel. Dies entspricht dem Lärmpegel einer ruhigen Straße in einem Wohngebiet.

Die WHO hat in einer Studie herausgefunden, dass jeder fünfte Europäer nachts regelmäßig starkem Lärm ausgesetzt ist.[35] Der Geräuschpegel einer belebten Straße, der über 55 Dezibel liegt, soll zu Bluthochdruck und Herzinfarkten führen können, auch wenn wir den Lärm gar nicht bewusst wahrnehmen.

Doch sogar wenn wir schlafen, reagieren wir darauf. Die Nerven registrieren auch minimale Geräusche, der Körper wird in Alarmbereitschaft versetzt, selbst wenn wir nicht aufwachen. Denken Sie z. B. an Mütter, die schon beim leisesten Geräusch ihres Kindes aufschrecken. Für den Körper bedeutet die Alarmbereitschaft unnötigen Stress. Pausenlos muss das Gehirn entscheiden, wie wichtig das Geräusch nun ist. Das verbraucht Energie, und außerdem kann der Körper sich dann nicht genügend entspannen, um im Schlaf die notwendigen Reinigungsarbeiten durchzuführen (siehe Kapitel 1). Lärm kann zu defragmentiertem Schlaf führen, die Tiefschlafphasen verringern und Ihre Erholung deutlich schmälern.

Deshalb sollten Sie sich auch keinesfalls mit dem Schnarchen Ihres Partners oder Ihrer Partnerin abfinden. Wenn Sie durch intensive Schnarchgeräusche vom Schlafen abgehalten werden, sollten Sie über getrennte Schlafräume nachdenken. Das Schnarchen sollte zudem unbedingt medizinisch abgeklärt werden. Vielleicht leidet Ihr Partner unter einer Schlafapnoe, ohne es zu wissen … Ein Besuch im Schlaflabor kann Gewissheit bringen.

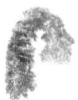 Powertipps:
Lärmbelastung

Wählen Sie ein Zimmer zum Schlafen aus, das nicht an einer befahrenen Straße liegt.

Lüften Sie das Schlafzimmer ordentlich vor dem Schlafengehen, aber halten Sie die Fenster nachts geschlossen. (Lesen Sie gegebenenfalls in diesem Kapitel nach, mit welchen Pflanzen Sie die Atmosphäre im Schlafzimmer verbessern können.)

Hängen Sie eventuell Lärmschutzvorhänge auf.

In Räumen mit modernen Isolationsfenstern könnten eventuell hohe chemische Schadstoffpegel entstehen, deshalb sollten Sie sich gut überlegen, ob ein Isolationsfenster wirklich eine gute Wahl ist.

Probieren Sie es mit Ohropax.

Manchen Menschen hilft das Abspielen von weißem Rauschen beim Einschlafen. Darunter versteht man Geräusche, die sich aus allen Frequenzen des hörbaren Bereichs von 16 Hz bis 20 kHz zusammensetzen. Dies ist vergleichbar mit dem Geräusch, das entsteht, wenn Sie beim Radio eine Frequenz einstellen, über die gerade kein Programm ausgestrahlt wird.

Man kann mit weißem Rauschen übrigens auch Babys beruhigen. Sie kennen dieses Geräusch schon ihr ganzes Leben lang, denn es erinnert an das Fließen des Blutes im Mutterleib. Dieses Geräusch wird mit Zufriedenheit, Geborgenheit und Sicherheit assoziiert. Es ist sehr einfach, an MP3-Dateien von weißem Rauschen zu kommen. Viele Webseiten für Eltern bieten kostenlose Downloads an. Geben Sie einfach „weißes Rauschen Download" in die Suchmaschine ein.

Probieren Sie es alternativ mit Meeresrauschen.

2.9.5 Schichtarbeit

Wenn Sie bis hierher gelesen haben, haben Sie sicherlich schon ein Verständnis dafür entwickelt, wie problematisch Schichtarbeit für den Körper ist. Bei Schichtarbeit arbeitet man gegen seinen Körper, der wachbleiben soll, obwohl er eigentlich schlafen möchte. Kein Wunder also, dass Menschen, die vor allem nachts oder in Wechselschichten arbeiten, besonders von Schlafstörungen betroffen sind.

So leiden Schichtarbeiter besonders unter Schlafentzug, denn laut DGSM schlafen sie im Schnitt 2 Stunden weniger als Menschen, die nachts schlafen. Ihr Schlaf ist auch weniger tief, viel störanfälliger und wird häufiger unterbrochen. Zudem haben sie es viel schwerer, überhaupt in den Schlaf zu finden.

Der permanente Schlafentzug hat seinen Preis: Neben den Schlafstörungen leiden Schichtarbeiter häufig an Beschwerden wie Nervosität, Unruhe, Reizbarkeit, Magenschleimhautentzündungen, Kopfschmerzen und sogar Krebserkrankungen usw.

Außerdem verursacht Schichtarbeit auch im familiären und allgemein sozialen Umfeld große Probleme: Wenn das „Leben" stattfindet, schlafen Schichtarbeiter, sie können sich viel weniger einbringen, Dinge erledigen, Kultur genießen und stehen deshalb sozial ungewollt im Abseits. Kein Wunder, dass das zu Frustration führt.

Übrigens gibt es nur ein gewisses Maß an Möglichkeiten, gegen die biologische Uhr zu arbeiten: Zwischen 2 und 5 Uhr morgens ist die Schläfrigkeit am größten, und die Leistungsfähigkeit von Schichtarbeitern am niedrigsten. Welche Auswirkungen das haben kann, haben Sie bereits in Abschnitt 1.3 „Was Schlafmangel im Körper bewirkt" erfahren.

Die Schichtpläne werden in den meisten Fällen sicherlich von anderen erstellt. Trotzdem sollte dabei an die biologischen Rhythmen des Menschen gedacht werden. Eine Vorwärtsrotation der Schichten kommt der biologischen Uhr des Organismus entgegen: also von der Tag- über die Abend- zur Nachtschicht.

Powertipps:
Schichtarbeit

Mit gezielten Lichtanwendungen (Lichttherapiegeräten) kann man die Anpassung des Körpers an einen veränderten Schlaf-Wach-Rhythmus unterstützen.

Lassen Sie sich am besten von einem Lichtwecker wecken, machen Sie dann überall Licht. Nehmen Sie innerhalb der nächsten Stunde eine kräftigende Mahlzeit zu sich.

Ihr Arbeitsplatz sollte sehr gut beleuchtet sein. Falls nicht, halten Sie sich mindestens alle 45 min dort auf, wo es besonders hell ist, oder setzen Sie sich vor ein Lichttherapiegerät.

Tragen Sie nach der Nachtschicht auf dem Weg nach Hause eine Sonnenbrille.

Betätigen Sie sich nach der Arbeit sportlich und nehmen Sie 3 Stunden vor dem Schlafengehen eine stärkende Mahlzeit zu sich.

Halten Sie sich eine Stunde vor dem Schlafengehen in Ihrem abgedunkelten Schlafzimmer auf. Die Beleuchtung sollte dabei ganz minimal sein. Ein Lichtwecker mit einem simulierten Sonnenuntergang kann auch hier sinnvoll sein.

Julia Ross empfiehlt, eine Stunde vor dem Schlafengehen ein serotoninförderndes Mittel einzunehmen, ob es nun 5-HTP, L-Tryptophan, Johanniskrauttinktur oder Melatonin ist.

Ihr Schlafzimmer sollte wirklich dunkel sein. Sorgen Sie dafür, dass Sie während der Schlafenszeit nicht gestört werden.

Wechselschichtarbeiter können in den letzten Tagen ihrer Schicht ihre Schlaf- und Wachzeiten jeweils um 1 bis 2 Stunden nach vorne verschieben, um den Körper so auf einen anderen Rhythmus vorzubereiten. Dies funktioniert jedoch nur, wenn man das System auch an arbeitsfreien Tagen beibehält.

Machen Sie kurze Nickerchen entweder vor Ihrer Nachtschicht oder immer wieder zwischendurch. Dies kann sich positiv auf Ihre Leistungsfähigkeit und Konzentration auswirken.

Vermeiden Sie den Gebrauch von Schlafmitteln, diese mögen zwar anfangs helfen, bergen aber die Gefahr von Abhängigkeit.

Kaffee mag Ihnen dabei helfen, wach zu bleiben, aber denken Sie daran, dass Sie mindestens 4 Stunden vor dem Schlafengehen kein Koffein mehr zu sich nehmen sollten, da Sie sonst Schwierigkeiten haben werden, einzuschlafen.

2.9.6 Jetlag

Wenn Sie von einer Zeitzone in eine andere fliegen, in der eine Zeitdifferenz von mehreren Stunden zu der herrscht, von der Sie abgeflogen sind, ist das problematisch für den Körper. Er hat häufig Schwierigkeiten, sich an die veränderte Umgebung anzupassen. Dies kann zu Ein- und Durchschlafstörungen, Tagesschläfrigkeit, Appetitlosigkeit, Leistungsminderung, Reizbarkeit und weiteren Symptomen führen.

Dieses Phänomen nennt man „Jetlag". Der Duden definiert einen Jetlag als „Störung des biologischen Rhythmus aufgrund der mit weiten Flugreisen verbundenen Zeitunterschiede". Ein Jetlag tritt ein, wenn es eine Zeitverschiebung von mindestens 5 Stunden gibt.

Natürlich hängen die Auswirkungen des Jetlags immer von Ihrer individuellen Empfindlichkeit ab. Es scheint, dass die Flüge von West nach Ost mehr Beschwerden auslösen als umgekehrt.

Wenn Sie Kapitel 1 „Was Sie über Schlaf wissen sollten" gelesen haben, haben Sie vielleicht schon selbst eine Vermutung über die Ursache dieser Anpassungsstörung. Ein Flug in eine völlig andere Zeitzone bringt unseren zirkadianen Rhythmus durcheinander, unsere innere Uhr, die bestimmt, was unser Körper wann tut, z. B. welche Hormone zu einer bestimmten Zeit ausgeschüttet werden.

Jetlag ist besonders ärgerlich für Geschäftsreisende, von denen am Ankunftsort erwartet wird, dass sie fit und leistungsfähig sind.

Es hat aber natürlich auf alle Vielflieger, die regelmäßig in andere Zeitzonen fliegen, besondere Auswirkungen: Sie werden durch die Vielfliegerei in ihren kognitiven Funktionen beeinträchtigt. So fand man 2001 heraus, dass Jetlag bestimmte Gehirnbereiche vorübergehend zum Schrumpfen bringt.[36]

Dr. Ronald Evans vom Salk Institute[37] in Kalifornien fand heraus, dass ein bestimmtes Protein, Rev-ERB-α genannt, als eine Art Hauptschalter funktioniert, der die Gene an- und ausschaltet, die für die Regelung des zirkadianen Rhythmus zuständig sind und damit auch für den Stoffwechsel.

Dass Essen bei der Überwindung des Jetlags eine wichtige Rolle spielen kann, haben auch schon Wissenschaftler der Universität Surrey[38] herausgefunden.

In dieser Studie wurden 60 Langstreckenflugbegleiter und -flugbegleiterinnen in zwei verschiedene Gruppen eingeteilt. Die einen aßen an den flugfreien Tagen nach einem vorher ausgearbeiteten Plan, die anderen hatten keine festen Essenszeiten.

Dabei stellte sich heraus, dass die Gruppe mit den festen Essenszeiten sich schneller an die Zeitumstellung anpassen konnte.

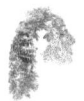
Powertipps:
Jetlag

Nehmen Sie in der Nacht vor dem Flug keine protein- und fettreichen Mahlzeiten zu sich, dies verhindert, dass Sie während des Fluges schlafen können.

Versuchen Sie nicht, am Abend vor dem Flug aufzubleiben. Bemühen Sie sich lieber in der Nacht davor um einen ausreichenden und entspannten Schlaf. Lassen Sie im Flugzeug möglichst Ihr Handy aus (wegen des wachmachenden blauen Lichts) und bereiten Sie sich auf den Schlaf vor.

Vor, während und nach dem Flug sollten Sie weder Koffein noch Alkohol zu sich nehmen. Sie wirken dehydrierend und sind dem Nervensystem nicht sehr zuträglich.

Trinken Sie stattdessen sehr viel Wasser, eventuell mit natürlichem Vitamin C angereichert.

Es wird empfohlen, während des Fluges nicht zu essen, sondern erst am Ankunftsort. Allerdings sollte man auch möglichst kein üppiges Mitternachtsmahl einnehmen, wenn man nachts ankommt, sondern versuchen, bis zum nächsten Morgen zu warten.

DIE GEHEIMNISSE DES GESUNDEN SCHLAFS

Verlassen Sie am nächsten Morgen Ihre Unterkunft und frühstücken Sie auswärts. Sehr viel Tageslicht, Essen und Bewegung helfen Ihrem Körper dabei, sich schneller an den neuen Rhythmus anzupassen.

Meiden Sie möglichst fett- und zuckerhaltige Nahrungsmittel (auch wenn es schwerfällt) und nehmen Sie Nahrungsmittel zu sich, die reich an Aminosäuren und Antioxidantien sind wie Spargel, Brokkoli, Avocado und Spinat.

KAPITEL 3

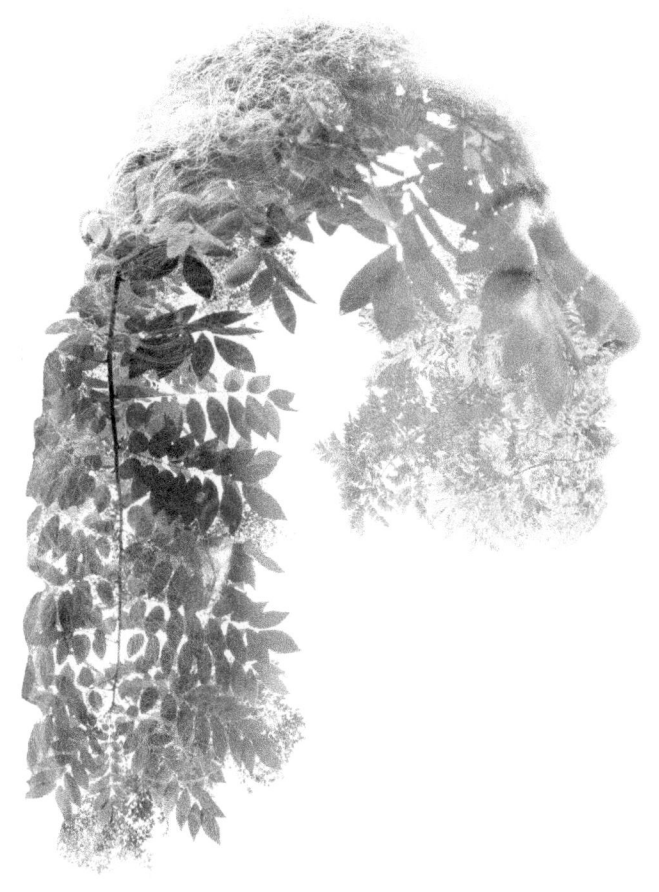

KÖRPERLICHE URSACHEN
FÜR SCHLAFSTÖRUNGEN

Es gibt sehr vielfältige körperliche Ursachen für Schlafstörungen. Für manche Ursachen sind wir selbst verantwortlich, indem wir biologische Prozesse in Gang setzen, die sich äußerst nachteilig auf unser Schlafverhalten auswirken, aber es gibt natürlich auch bestimmte Umstände, durch die das Schlafen per se schwierig sein kann.

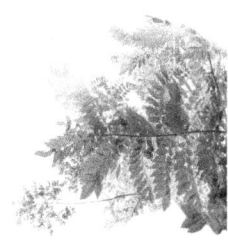

3.1
KRANKHEITEN

3.1.1 Psychische Erkrankungen

Schlafstörungen sind zum Beispiel häufig die Vorboten von psychischen Erkrankungen oder können von diesen begleitet werden. Dabei gibt es typische, zu den jeweiligen Krankheiten gehörende Symptome. Bei Depressionen wachen die Patienten häufig in den frühen Morgenstunden auf und können nicht mehr einschlafen, wohingegen es Menschen mit Angststörungen besonders schwerfällt, einzuschlafen. Kein Wunder: Das hohe Stresslevel sorgt für Wachheit. Demenz wirkt sich besonders stark auf das Schlafverhalten der Betroffenen aus. Im Extremfall schlafen sie tagsüber und sind nachts wach. Alkohol- und Drogenabhängigkeit führt vor allem zu Durchschlafstörungen.

3.1.2 Neurologische Erkrankungen

Viele neurologische Erkrankungen wie Multiple Sklerose, Parkinson-Krankheit, Epilepsie und Tumore können sich ebenfalls negativ auf den Schlaf auswirken.

Auch das Restless-Legs-Syndrom ist eine neurologische Erkrankung. Dabei kommt es zu Missempfindungen in den unteren Gliedmaßen wie Unruhe und Kribbeln, was das Ein- und Durchschlafen erschweren kann. Ich habe selbst schon Bekanntschaft mit diesem „Störenfried" gemacht. Manchmal half da nur, einfach aufzustehen und im Zimmer herumzulaufen, um die Beine zu beruhigen. (Äußerst ungünstig ist an dieser Methode, dass sie grundsätzlich eher belebt und wach macht.) In der Zwischenzeit bin ich aber dahintergekommen, dass das Restless-

Legs-Syndrom intensiv mit meiner Nahrungs- und Getränkeaufnahme verbunden ist. Konkret: Esse oder trinke ich etwas, was mein Körper nicht gut verstoffwechseln kann (z. B. Alkohol oder Kartoffelchips), beschwert er sich u. a. durch unruhige Beine.

3.1.3 Atmungsstörungen

Zwei bis fünf Prozent der Bevölkerung sollen unter Atmungsstörungen leiden. Dabei kommt es im Schlaf zu Apnoen, also Aussetzern der Atmung, so dass der Sauerstoffgehalt im Blut abnimmt. Dabei erschlafft die Rachenmuskulatur und drückt auf die Atemwege.

Im Schnitt dauert eine Apnoe 30 Sekunden, kann aber auch bis zu 2 Minuten anhalten. Anschließend wacht der Betroffene auf. In schweren Fällen kann dies mehrere hundert Mal pro Nacht vorkommen, so dass an Durchschlafen nicht zu denken ist. Dabei werden außerdem jedes Mal Stresshormone ausgeschüttet.

Die Schlafapnoe ist eine Krankheit, die ein Risiko für die Gefäße und den Stoffwechsel darstellt und behandlungsbedürftig ist. Schlafapnoen betreffen vor allem Menschen, die schnarchen, aber nicht ausschließlich.

Wenn emotionale Ursachen ausgeschlossen werden können oder andere Verfahren zur Ursachenfindung erfolglos bleiben, ist ein Besuch im Schlaflabor sinnvoll. Im Schlaflabor wird der Schlaf des Patienten mittels Polysomnographie untersucht. Der Patient liegt in einem speziell ausgestatteten Zimmer, angeschlossen an Monitore und Aufzeichnungsgeräte, die sich in einem Nebenraum befinden.

Mit dem Polysomnogramm werden im Schlaf physiologische Funktionen wie Hirnströme, Augenbewegungen, Atmung, Muskelspannung sowie Sauerstoffsättigung gemessen und aufgezeichnet. Anhand des so entstandenen Schlafprofils können am nächsten Morgen Aussagen über die Schlafphasen und die Schlafqualität getroffen und Therapieempfehlungen ausgesprochen werden. Sollte eine Schlafapnoe vorliegen, wird beispielsweise eine CPAP-Therapie empfohlen. „Therapie" bedeutet in diesem Fall, dass der Patient vor dem Schlafengehen eine Maske aufsetzt, die ihn während der Nacht mit Sauerstoff versorgt und dafür sorgt, dass die Atemwege nicht verschlossen werden. Die Maske ist an ein Atemgerät angeschlossen. Dieses muss in weiteren Nächten im Schlaflabor jeweils individuell eingestellt und überprüft werden. Die Kosten für die CPAP-Geräte werden von der Krankenkasse getragen.

Bei der Deutschen Gesellschaft für Schlafforschung und Schlafmedizin (DGSM) können Sie online eine Broschüre, in der die Untersuchung im Schlaflabor erläutert wird, herunterladen.[39]

3.1.4 Andere Erkrankungen oder Störungen

Erst kürzlich habe ich selbst wieder zu spüren bekommen, wie empfindlich das körperliche Gleichgewicht ist und wie schnell es aus dem Takt geraten kann. Ein heftiger Infekt hat dafür gesorgt, dass ich eine ganze Nacht lang immer wieder in Stundenabständen aufwachte, also überhaupt nicht in eine Tiefschlafphase kam. Zum Glück habe ich mit dem Abklingen der Erkrankung schnell wieder in ein gesundes Schlafmuster zurückgefunden.

Auch *hormonelle Erkrankungen* wie Schilddrüsenerkrankungen, Hypophysenerkrankungen oder Erkrankungen der Nebennieren, *chronisch-entzündliche Erkrankungen* wie die rheumatoide Arthritis und *Krebserkrankungen* können den Schlaf empfindlich beeinträchtigen. Alle Erkrankungen, die Schmerzen mit sich bringen, können sich nachteilig auf das Schlaferleben auswirken, weil es dabei häufig u. a. auch zu Störungen des Serotoninhaushalts kommt.

Fibromylgie

Die Fibromyalgie ist eine Erkrankung, die sich vor allem durch chronische starke Muskelschmerzen auszeichnet, mit der aber auch eine ganze Bandbreite an Symptomen einhergehen kann wie Erschöpfung, Reizdarm, Depression, Angstzustände und auch Schlafstörungen. Fibromyalgie wird mit einem niedrigen Serotonin- und Melatoninspiegel in Verbindung gebracht.[40]

In der Anfangszeit der Diagnose meiner Fibromyalgie, die sich bei mir hauptsächlich durch Erschöpfungszustände und chronischen Ganzkörperschmerz bemerkbar machte, schlief ich tatsächlich äußerst schlecht.

HPU und KPU

Auch die relativ unbekannten, aber häufig vorkommenden Stoffwechselstörungen *HPU* (Hämopyrrollactamurie) und *KPU* (Kryptopyrrolurie) beeinflussen den Schlaf. Die Liste der Symptome ist seitenlang. Ein wichtiges Indiz für das Vorliegen einer HPU/KPU könnte sein, dass Sie sich nicht an Träume erinnern oder den Eindruck haben, nicht zu träumen. (Wenn Sie mehr über HPU/KPU wissen wollen, lesen Sie einmal in meinen Blog nach, dort habe ich einen Artikel mit einer Liste der Symptome erstellt.[41])

HPU und KPU entstehen durch eine Störung in der inneren Membran der Mitochondrien. Vielleicht haben Sie schon einmal von den Mitochondrien gehört: Die 70 bis 100 Billionen Körperzellen des menschlichen Körpers enthalten eine Zellmembran, einen Zellkern und verschiedene Zellorganellen. Diese Zellorganellen stellen kleine, abgeschlossene Funktionseinheiten in der Zelle dar, die eine ganz spezifische Aufgabe haben. Dazu gehören auch die Mitochondrien, die wichtige Aufgaben erfüllen wie die Produktion unserer Lebensenergie (die man auch ATP nennt) und die Häm-Synthese. Mitochondrien sind von einer doppelwandigen Zellwand umschlossen, an deren inneren Membran das Häm-Molekül hergestellt wird, das viele verschiedene Aufgaben im Körper erfüllt. Es wird benötigt

- zur Entgiftung der Leber,

- zur Bildung von Schilddrüsenhormonen,

- zur Bildung von Hämoglobin,

- zur Speicherung von Vitamin D3,

- zur Bildung von ATP und

- für den Muskelstoffwechsel.

Normalerweise kann ein gesunder Körper Häm durch acht enzymatische Schritte selbst herstellen. Wenn jedoch eine HPU vorliegt, dann reduziert sich nicht nur die Zahl dieser Schritte, weil mehrere Enzyme nicht richtig arbeiten, sondern das gebildete Häm wird verändert. Es ist nicht funktionsfähig, also für den Körper unbrauchbar. Der Körper versucht nun, dieses unbrauchbare Molekül loszuwerden, indem er Zink, Mangan und die aktive Form des Vitamin B6, Pyridoxal-5-Phosphat (P5P), anhängt, um es wasserlöslich zu machen. Nun kann es über die Nieren ausgeschieden werden. Dem Körper fehlen diese Stoffe in der Folge, besonders das aktive Vitamin B6. Denn es ist direkt beteiligt an der Umwandlung von Tryptophan und 5-HTP in Serotonin. Allerdings ist es nicht damit getan, sich einfach Vitamin B6 aus dem Drogeriemarkt oder der Apotheke zuzuführen. Sie benötigen die aktive Form dieses B-Vitamins.

Wenn Sie den Verdacht haben, dass Sie an einer HPU/KPU leiden könnten, sollten Sie sich von einem Heilpraktiker oder einer Heilpraktikerin beraten lassen, denn der falsche Umgang mit den Vitaminen und Spurenelementen kann gerade bei dieser Erkrankung heftige psychische Symptome auslösen, wenn Sie nicht sehr vorsichtig vorgehen. Am Ende des Buches unter „Bezugsquellen" finden Sie einen Link zu einem HPU-Onlinefragebogen, mit dem Sie die Wahrscheinlichkeit, dass Sie unter einer HPU leiden, ermitteln können. Die tatsächliche Diagnose erfolgt über einen Urintest.

Hashimoto-Thyreoiditis

Hashimoto-Thyreoiditis ist eine sehr häufig vorkommende Autoimmunkrankheit, bei der sich die Schilddrüse chronisch entzündet und die Schilddrüsenzellen fortschreitend zerstört werden. Da die Hormone der Schilddrüse an sehr vielen Vorgängen im Körper beteiligt sind, kann es auch hier u. a. zu einer Störung des Serotoninhaushalts kommen.[42]

Ich habe diese Erkrankungen und Störungen hier aufgeführt, weil sie zum einen sehr häufig vorkommen und weil ihnen zum anderen ein Serotoninmangel gemeinsam ist. Und ich möchte Sie unbedingt ermutigen, dagegen etwas unternehmen.

Ich glaube, dass es wenig zielführend ist, allzu intensiv darauf zu beharren, dass Sie nicht schlafen können, weil Sie diese oder jene Krankheit haben. Damit schießen Sie gewissermaßen ein Eigentor, berauben sich selbst der Möglichkeit von Veränderung und Selbstermächtigung. In der Regel ist nur wenig festgeschrieben.

Hätte ich schon damals, als es mit der Fibromyalgie so schlimm war, von Schlafroutine, Bewegung und Ernährung gewusst, wäre mein Lebensweg vermutlich etwas anders verlaufen. Mit den Empfehlungen, die ich Ihnen in diesem Buch gebe, können Sie für sich bereits allerhand erreichen, auch wenn Sie nicht gesund sind.

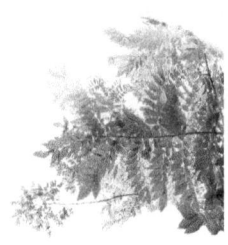

3.2
MEDIKAMENTE

Ist es nicht seltsam, dass manchen Menschen wegen Schlafstörungen Medikamente verschrieben werden, die dann selbst wieder Schlafstörungen hervorrufen?

Es gibt eine ganze Reihe von Medikamenten, die die Nervenbotenstoffe im Gehirn beeinflussen und damit die Ausschüttung bestimmter Hormone, die für den Schlaf-Wach-Rhythmus wichtig sind. Dazu gehören:

- Herz-Kreislauf-Medikamente wie z. B. Betablocker,

- Statine gegen Fettstoffwechselstörungen,

- Hormonpräparate (z. B. Schilddrüsenmedikamente oder Verhütungsmittel),

- Appetitzügler,

- Psychopharmaka,

- Medikamente zur Behandlung von Asthma und anderen Atemwegserkrankungen,

- Medikamente zur Behandlung der Parkinson-Krankheit,

- Antibiotika,

- Cortison,

- Schmerz- und Migränemittel,

- Schmerz-, Husten- und Grippemittel, die Koffein enthalten.

- Antihistaminika.

Allerdings bedeutet dies nicht, dass alle diese Mittel immer zu Schlafstörungen führen. Es mag sein, dass diese nur kurz auftreten und später wieder verschwinden.

Falls Sie an Schlafstörungen leiden, die Sie direkt mit der Einnahme eines Medikamentes in Verbindung bringen können, sprechen Sie bitte unbedingt mit Ihrem Arzt und setzen Sie Ihr Medikament nicht einfach ab. Vielleicht weiß Ihr Arzt Rat, und Sie benötigen einfach eine andere Dosierung oder ein anderes Medikament? Führen Sie trotzdem die in diesem Buch in Kapitel 5 vorgestellte Schlafroutine ein.

Bitte kommen Sie nicht auf die Idee, den Teufel mit dem Beelzebub auszutreiben, indem Sie Schlafmittel nehmen. Es mag sein, dass es am Anfang gut funktioniert und dass Sie tatsächlich besser schlafen. Nur tritt im Körper leider ein Gewöhnungseffekt ein. Dann ist eine höhere Dosis notwendig, um den gleichen Effekt wie vorher zu erreichen. So können Sie ganz unbemerkt langsam in eine Medikamentenabhängigkeit geraten. Außerdem werden Sie, wenn Sie das Schlafmittel wieder absetzen, zunächst erst recht nicht schlafen können, weil der Körper sich an das Schlafmittel gewöhnt hat und meint, dass er es zum Schlafen ganz unbedingt braucht. Man nennt das eine *Absetzschlaflosigkeit.*

Ich kann Ihnen einfach nur raten, sich an die in diesem Buch vorgeschlagene Schlafroutine zu halten. Sie wird möglicherweise trotz der Medikamente ausreichen, Ihren Schlaf-Wach-Rhythmus wieder ins Lot zu bringen – falls nicht, greifen Sie eher zu pflanzlichen Mitteln.

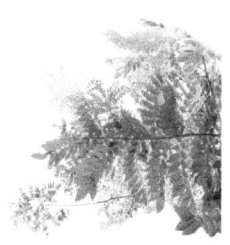

3.3
BIOLOGISCHE PROZESSE DER FRAU

Frauen erleben Schlaf offenbar anders als Männer. Die Deutsche Gesellschaft für Schlafforschung und Schlafmedizin (DGSM) gibt an, dass Frauen im Vergleich mit den jeweiligen Männeraltersgruppen nicht nur einen längeren Tiefschlaf haben, sondern auch insgesamt länger schlafen, so dass sie eigentlich erholter sein sollten als Männer. Dem ist aber nicht so. Ganz im Gegenteil: Viele Frauen scheinen ihren Schlaf subjektiv schlechter zu bewerten. Dies zeigen auch die Zahlen der TK-Schlafstudie, bei denen sich 66 % der befragten Männer am Morgen ausgeruht fühlten, aber nur 55 % der Frauen.

Der Schlaf von Frauen kann durch bestimmte biologische Prozesse beeinflusst werden, z. B. durch die Menstruation. Geschlechtshormone wirken sich direkt auf den Schlaf aus und interagieren wiederum mit anderen Hormonen, die den Schlaf beeinflussen. So schreibt Julia Ross, dass Frauen über ein Drittel weniger Serotonin verfü-

gen als Männer. Das erklärt natürlich allerhand …

3.3.1 Prämenstruelles Syndrom

So kann sich das prämenstruelle Syndrom in
Schlafstörungen äußern, in Form von nächtli-
chem Erwachen, Erschöpfung, Tagesmüdigkeit,
Reizbarkeit und Anspannung.

Achten Sie in diesem Fall bitte unbedingt darauf,
dass Sie genügend Schlaf bekommen, folgen Sie
einem regelmäßigen Schlaf-Wach-Rhythmus,
ernähren Sie sich gesund und vermeiden Sie
Stress. Ich weiß, dies ist leichter gesagt als getan
und häufig nicht möglich, aber sorgen Sie bitte
gegebenenfalls unbedingt für die nötige Entspannung.

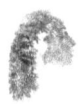

Powertipp:
**Prämenstruelles Syndrom und
Menstruationsstörungen**

Das Heilkraut Mönchspfeffer wurde schon in vielen Studien
als äußerst geeignet für den Einsatz bei
Menstruationsstörungen befunden. Mönchspfeffer
beeinflusst den Prolaktinspiegel des Körpers. Wenn dieser
dauerhaft zu hoch ist, kann es zu unterschiedlichen

Störungen kommen, wie Hemmung des Eisprungs, unregelmäßige Menstruation, Endometriose, Unfruchtbarkeit und Schilddrüsenunterfunktion.

Besprechen Sie die Einnahme eines Mönchspfefferpräparates mit dem Arzt oder Heilpraktiker Ihres Vertrauens. Sie müssen das Präparat eine Zeitlang einnehmen, da sich die Wirksamkeit über mehrere Monate hinweg steigert.

3.3.2 Schwangerschaft

Während der Schwangerschaft haben sehr viele Frauen mit zunehmenden Schlafstörungen zu kämpfen. Steht am Beginn der Schwangerschaft eine Tagesmüdigkeit und ein erhöhtes Schlafbedürfnis im Vordergrund, haben Frauen vor allem im letzten Drittel der Schwangerschaft mit Schlafstörungen zu kämpfen.

Die Schlafqualität der schwangeren Frauen leidet durch die Schwangerschaft erheblich. Wadenkrämpfe, Rückenschmerzen, Sodbrennen, erhöhter Harndrang, Bewegungen des Kindes, unbequeme Schlafpositionen, Unwohlsein und Sorgen stören den Schlaf. Eine Studie aus Taiwan fand heraus, dass bis zu 36 % der Studienteilnehmerinnen sich kurz vor der Geburt in einer depressiven Stimmungslage befanden.[43] Dies ist kein

Wunder, da man nicht genau weiß, was mit diesem neuen Lebensabschnitt auf einen zukommt.

Doch nach der Geburt wird es für die Frauen nicht besser: Das Kind wacht nachts häufig auf und muss gestillt oder gefüttert werden. Für die Mutter bedeutet dies, dass sie wieder nicht genug Schlaf bekommt.

Powertipps:
Schwangerschaft

Versuchen Sie während der Schwangerschaft, Stress zu vermeiden, und sorgen Sie aktiv für Entspannung. Achten Sie darauf, dass Sie genug Schlaf bekommen und halten Sie sich an einen regelmäßigen Schlaf-Wach-Rhythmus. Da nach der Geburt auf jeden Fall ein Schlafdefizit auf Sie zukommt, sollten Sie versuchen, bis dahin so ausgeschlafen wie möglich zu sein.

Greifen Sie auf keinen Fall zu Schlafmitteln, sondern versuchen Sie es mit natürlichen Methoden. Halten Sie sich an die in Kapitel 5 vorgestellte Schlafroutine.

Essen Sie nicht zu scharf und zu schwer und nicht später als 3 Stunden vor dem Zubettgehen. Bevorzugen Sie eine säurearme Ernährung.

Nehmen Sie so oft wie möglich mit Ihrem Ungeborenen Kontakt auf.

Versuchen Sie, Ihren Partner soweit zu beteiligen, wie es möglich ist, damit nicht die ganze Last auf Ihnen alleine liegt.

3.3.3 Wechseljahre

Die Wechseljahre bedeuten wieder eine sehr große Veränderung für den Körper – und können darüber hinaus sehr lange andauern. Auch hier hat der Körper wieder mit der Umstellung der Geschlechtshormone zu kämpfen: Die nachlassende Hormonproduktion in den Eierstöcken scheint sich auf die Temperaturregulation des Körpers auszuwirken. 54 % aller Frauen in der postmenopausalen Phase (also nach der letzten Blutung) scheinen laut DGSM[44] von Hitzewallungen betroffen zu sein. Nächtliche Hitzewallungen bedeuten zum Beispiel, nachts schweißgebadet, mit klopfendem Herzen und vielleicht sogar Angstgefühlen aufzuwachen.

Wenn Sie sich diese Zahl ansehen, dann wird klar, dass es gar nicht lohnt, sich schon im Voraus zu fürchten vor dem, was vielleicht auf Sie zukommen mag. 54 % bedeuten, dass die Wechseljahre sich für die übrigen 46 % vielleicht ganz anders gestalten. Vielleicht wird es für Sie ja auch ganz anders? Damit meine ich, dass jeder Mensch, jeder Körper ganz individuell organisiert ist. Mein eigener Körper funktioniert beispielsweise in Phasen. In der Hochzeit der hormonellen Umstellung gab es also immer wieder Phasen, in denen ich unter Hitzewallungen litt, aber auch Phasen, in denen diese Beschwerden überhaupt nicht vorkamen. Bei Ihnen kann das natürlich ganz anders sein. Ich kann nur empfehlen, sich nicht im Vorfeld zu ängstigen, sondern die Veränderungen zu beobachten und anzunehmen.

Nächtliche Hitzewallungen unterbrechen den Schlaf und können in der Folge für eine erhöhte Tagesschläfrigkeit und Gereiztheit sorgen, ja sogar zu Depressionen führen.

 Powertipps:
Wechseljahre

- Verwenden Sie möglichst dünne Bettwäsche aus Baumwolle.
- Verzichten Sie auf Kaffee, Alkohol und Zucker.
- Ernähren Sie sich säurearm.
- Sorgen Sie für ausreichende körperliche Betätigung.

Ich konnte meine Hitzewallungen sehr positiv beeinflussen durch den Verzicht auf Pfeffer und Knoblauch und andere scharfe Gewürze.

Probieren Sie Mönchspfefferextrakte,[45] besprechen Sie jedoch die Einnahme bitte mit einem Arzt oder Heilpraktiker Ihres Vertrauens. bei gleichzeitiger Einnahme von Neuroleptika, Östrogenen und Antiöstrogenen kann es zu Wechselwirkungen kommen.

Trinken Sie Weizentee. Dieser Tee ist ein Rezept aus der traditionellen chinesischen Medizin:

Setzen Sie 2 EL Weizenkörner in ½ Liter kaltem Wasser in einem Emailletopf auf und kochen Sie sie 30 Minuten. Seihen Sie den Sud dann ab und trinken Sie ihn. Die Körner können Sie am nächsten Tag im Essen weiterverwenden. Wenn Sie unter einer Glutenunverträglichkeit leiden, trinken Sie den Weizentee besser nicht.

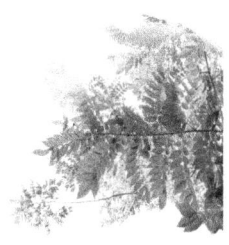

3.4
BIOLOGISCHE URSACHEN FÜR NÄCHTLICHES ERWACHEN

3.4.1 Vielfältige Ursachen

Es gibt vielfache Gründe, nachts aufzuwachen. Manchmal sind diese sehr einfach nachzuvollziehen, z. B. wenn die Blase zu voll ist, häufig scheint es aber keine erkennbare Ursache zu geben. Dabei können hinter dem nächtlichen Erwachen viele Ursachen stecken:

- zu geringer Blutzuckerspiegel,

- zu wenig Sauerstoff im Blut,

129

- Störungen der Schilddrüse,
- Hormonschwankungen,
- Fieber,
- Betablocker,
- Asthmamittel,
- Wassermangel,
- Alkohol, Kaffee, Energy Drinks, Nikotin, Schokolade,
- Alpträume,
- Stress.

Powertipps:
Nächtliches Erwachen

- Lassen Sie Ihre Schilddrüse untersuchen.
- Trinken Sie tagsüber genug Wasser, aber vor dem Schlafengehen nicht mehr als ein halbes Glas.
- Lüften Sie Ihren Schlafraum.
- Gegen das Abfallen des Blutzuckerspiegels nehmen Sie vor dem Schlafengehen 2TL Mandelbutter ein.
- Nehmen Sie abends keine schweren Mahlzeiten mehr zu sich.
- Verzichten Sie auf Alkohol, Kaffee, Energy Drinks, Nikotin und Schokolade.
- Setzen Sie sich aktiv mit Ihren Stressauslösern auseinander.

3.4.2 Wadenkrämpfe

Nachts oder in Ruhezeiten kann es passieren, dass sich die Wadenmuskulatur oder auch andere Muskulatur des Körpers, z. B. die Fußmuskulatur, unwillkürlich zusammenzieht. Das ist äußerst schmerzhaft, und – wie ich finde – auch verstörend. Ob es nur ein paar Sekunden dauert oder ein paar Minuten anhält, ein Wadenkrampf ist auf jeden Fall mit Aufregung und Stress verbunden. Häufig bleibt ein harter Klumpen im Muskelgewebe zurück, und man hat Angst, dass der nächste Krampf nicht lange auf sich warten lassen wird ...

Eine der Ursachen für Wadenkrämpfe ist Dehydration, die nicht nur durch ungenügende Flüssigkeitsaufnahme während des Tages verursacht werden kann, sondern auch durch bestimmte Medikamente (Neuroleptika, Antibabypille, Steroide, Statine, entwässernde Mittel), übermäßigen Alkoholgenuss, Diabetes und einen erhöhten Blutzuckerspiegel.

Eine weitere wichtige Ursache ist ein Nährstoffmangel im Körper. Die für die Weiterleitung von Nervenimpulsen und Muskelkontraktionen wichtigsten Mineralien sind Natrium, Calcium, Kalium und Magnesium. Aber auch die B-Vitamine sind für die Muskelfunktionen wichtig.

Nährstoffmangel kann aus den unterschiedlichsten Gründen auftreten, z. B. während einer Schwangerschaft. Der Fötus wird durch die Mutter mit wichtigen Nährstoffen versorgt, so dass diese in eine Mangelsituation geraten kann.

Nächtliche Wadenkrämpfe können auch auf eine Schilddrüsenunterfunktion hinweisen, denn ein zu niedriger Spiegel an Schilddrüsenhormonen kann die Verwertung von Calcium beeinträchtigen.

Wadenkrämpfe können ebenfalls ausgelöst werden durch eine Ermüdung der Wadenmuskulatur infolge von zu langem Stehen oder falschen Körperhaltungen und einer verkürzten Muskulatur, z. B. durch das Tragen von Schuhen mit hohen Absätzen. Während der Schwangerschaft kann die Gebärmutter auf Nerven in der Lendenwirbelsäule drücken, die sich bis ins Bein hinunterziehen. Zu viel Druck auf die Nerven kann dafür sorgen, dass die Beine weniger gut durchblutet werden und ermüden.

Powertipps:
Wadenkrämpfe

- Lassen Sie Ihre Schilddrüse untersuchen.
- Trinken Sie tagsüber genug Wasser.

- Nehmen Sie vor dem Schlafengehen 300 bis 400 mg Magnesium[46] ein.
- Verzichten Sie auf Alkohol, Kaffee, Energy Drinks, Nikotin und Schokolade.
- Verzehren Sie Lebensmittel, die viel Kalium enthalten, wie Bananen, Datteln, Aprikosen, Trauben, Kohl, Brokkoli, Orangen, Grapefruit und Fisch.
- Verzehren Sie Lebensmittel, die viel Magnesium enthalten, wie rohen Kakao, Bananen, Mandeln, dunkelgrünes Blattgemüse und Samen.
- Probieren Sie in der Schwangerschaft einen Brei aus Bananen und Kakao.
- Massieren Sie Ihre Waden häufig.
- Dehnen Sie die Oberschenkel, Waden und Fußmuskulatur vor dem Schlafengehen.
- Sorgen Sie für gut passende Schuhe.
- Tragen Sie keine High Heels.
- Vermeiden Sie es, lange auf hartem Boden zu stehen.
- Schlagen Sie beim Sitzen die Beine nicht übereinander und versuchen Sie, gerade zu sitzen.

3.4.3 Night-Eating-Syndrom

Manche Menschen wachen nachts auf und müssen dann unbedingt etwas essen, vorzugsweise etwas Kohlenhydratlastiges. (Natürlich können dahinter auch organische Ursachen stecken, wie Diabetes, ein Schlafapnoesyndrom – das bei Frauen offenbar häufiger nach der Menopause auftritt – oder ein Magenschwür. Dies gilt es, medizinisch abklären zu lassen.)

Nachtesser können bis zur Hälfte ihrer täglichen Kalorienzufuhr nach der letzten Tagesmahlzeit zu sich nehmen. Daraus resultieren häufig Übergewicht, Stress, Angstzustände und Depressionen. Nächtliches Essen scheint eher als Ess- denn als Schlafstörung betrachtet zu werden. Dr. Albert J. Stunkard von der University of Pennsylvania fand schon 1955 heraus, dass Nachtesser morgens nicht frühstücken, was ziemlich fatal ist, da der Körper sich dann durch Heißhunger später am Tag „rächt".

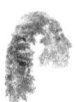

Powertipp:
Nächtliches Essen

Halten Sie sich an die in Kapitel 5 vorgestellte Schlafroutine und frühstücken Sie *jeden* Tag. Essen Sie ausgewogen: Obst, Gemüse, Eiweiß und Kohlenhydrate. Arbeiten Sie gezielt an Ihrem Stressabbau. Hinter emotionalem Essen steckt oft eine innere Leere, die man mit Nahrung zu füllen versucht – eine Strategie, die aber nur sehr kurzfristig funktioniert. Vielleicht gibt es auch Gefühle, denen Sie sich nicht stellen möchten. Wenn Sie etwas verändern wollen, ist es jedoch sinnvoll, herauszufinden, was Sie unglücklich macht oder quält.

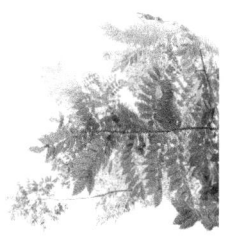

3.5

BEWEGUNGSMANGEL

Ein äußerst wichtiger Baustein auf Ihrem Weg zu besserem Schlaf ist Bewegung. Bewegung hilft Ihnen, Stress abzubauen. Am besten, Sie bewegen sich draußen und bei natürlichem Licht. Damit unterstützen Sie Ihre innere Uhr. Körperliche Anstrengung und Bewegung sorgen nicht nur für eine angenehme Müdigkeit, sondern erhöhen den Serotoninspiegel.[47]

Zweieinhalb Stunden Sport in der Woche reichen aus, um Ihre Schlafqualität langfristig um bis zu unglaubliche 65 % zu verbessern. Auch die Konzentrationsfähigkeit wird dadurch positiv beeinflusst. Dies haben amerikanische Forscher 2011[48] herausgefunden. Für die Studie der Bellarmine University wurden die Daten einiger tausend Erwachsener im Alter zwischen 18 und 85 Jahren ausgewertet.

Kein Wunder: Schließlich sind die Menschen früher vermutlich den ganzen Tag auf den Beinen gewesen. Sie waren damit beschäftigt, Nahrung heranzuschaffen, indem sie jagten oder sammelten, was die Natur hergab. Später haben sie auf den Feldern gearbeitet und waren auch so den ganzen Tag in Bewegung. Heute sitzen wir den Großteil des Tages und bemerken meist nicht einmal, wie wenig wir uns eigentlich bewegen. Sitzen gilt deshalb heute als das neue Rauchen. Es gibt sogar ein Buch mit diesem Titel.[49]

Die WHO empfiehlt, täglich 10.000 Schritte zu gehen. Dies entspricht einer Strecke von 6,3 bis 7,3 km.

Eine Studie der University Warwick[50] aus dem Jahr 2017 kam allerdings zu dem Ergebnis, dass 10.000 Schritte nicht mehr ganz zeitgemäß sind, besser sollten es 15.000 Schritte sein. Für diese Studie wurden 111 Postmitarbeiter aus Glasgow mit Fitnesstrackern ausgestattet. Die Hälfte der Teilnehmer waren aktive Postboten und die andere Hälfte Büroangestellte. Nun, es wird Sie kaum überraschen, dass die Postboten bessere Blut- und Cholesterinwerte, einen geringeren BMI und eine schmalere Taille hatten als ihre im Büro arbeitenden Kollegen.

Obwohl ich selbstständig bin und viel am Computer und am Telefon arbeite, war ich eigentlich der Meinung, dass ich sehr viel in Bewegung bin und viel in der Wohnung herumlaufe. Ein Schrittzähler hat mich dieser Illusion schon nach einem Tag beraubt: An einem ganz normalen Tag laufe ich nicht mehr als rund 2.000 Schritte.

Das wollte ich sofort ändern. Mein sportlicher Ehrgeiz wurde offenbar geweckt. Ich habe mich sofort dazu entschieden, zumindest 10.000 Schritte am Tag zu gehen. Manchmal bedeutet das, eben abends oder nachmittags noch einen Spaziergang zu machen ...

Aber: Sport ist nicht gleich Sport. Sportliche Betätigung bedeutet, dass das Herz-Kreislauf-System auf Hochtouren arbeitet und dabei bestimmte Botenstoffe ausgeschüttet werden. Es liegt auf der Hand, dass der Körper eine Zeit braucht, um wieder „herunterzukommen". Je größer die Zeitspanne zwischen einem körperlich anstrengenden Training und dem Zubettgehen ist, umso besser. Der beste Zeitpunkt für ein derartiges Training ist deshalb offenbar der Vormittag, aber dann haben ja nur die wenigsten Menschen Zeit.

Daher ist es am besten, wenn Sie abends auf eher sanfte Bewegung zurückgreifen: Yoga, Qigong, Nordic Walking oder ein Spaziergang sind da besser geeignet.

So oder so haben die Ausdauersportarten wie Schwimmen, Radfahren, Walken und Joggen in punkto Verbesserung der Schlafqualität die besten Ergebnisse erzielt. Mannschaftssport scheint übrigens weniger gut geeignet zu sein, da dabei viel Wert auf die eigene Leistung gelegt wird, was wiederum mit Stress verbunden ist.

Wie es scheint, gibt es einen direkten Zusammenhang zwischen Bewegung und Schlafstörungen, der für beide Richtungen gilt: Bestehen bereits Schlafstörungen, so wirkt sich dies direkt nachteilig auf die Motivation zur Bewegung aus. Auf der anderen Seite dauert es bei bestehenden Schlafstörungen unter Umständen länger, bis die positiven Effekte regelmäßiger Bewegung zum Tragen kommen.

Dies fanden Kelly Glazer Baron und Mitarbeiter in einer Studie heraus.[51] Erst nach vier Monaten hatte sich die Schlafqualität der Probanden verbessert. Dies liegt der Wissenschaftlerin zufolge an der durch den Schlafmangel hervorgerufenen erhöhten Gehirnaktivität. Offenbar braucht das Gehirn eine ganze Weile, um sich umzustellen und anzupassen. Da hilft nur eines: durchhalten!

 Powertipps:
Bewegung

Es kann äußerst heilsam sein, sich einmal ganz konkret vor Augen zu führen, wie wenig Sie sich eigentlich bewegen. Besorgen Sie sich doch einmal einen Schrittzähler und stellen Sie sich der Wahrheit.

Versuchen Sie, Ihre tägliche Schrittzahl nach und nach zu steigern, dazu gibt es auch im Alltag viele Möglichkeiten:

- Benutzen Sie die Treppe statt der Rolltreppe.

- Telefonieren Sie im Büro weniger und suchen Sie öfter das persönliche Gespräch.

- Lassen Sie das Auto für kleine Besorgungen stehen.

- Parken Sie vielleicht ein bisschen weiter weg oder steigen Sie eine Haltestelle früher aus.

- Drehen Sie abends vor dem Schlafengehen noch eine kleine Runde. Sie können sich zur gegenseitigen Motivation und Unterstützung mit anderen zusammentun.

- Fahren Sie öfter Fahrrad.

- Gehen Sie häufiger mal tanzen, das bringt sehr viele Schritte!

Überfordern Sie sich nicht (die Bewegung soll nicht zu einer neuen Stressquelle werden), aber lassen Sie auch nicht locker. Wenn Sie dabeibleiben, werden Sie relativ schnell merken, dass sich etwas in Ihnen und Ihrem Körper verändert. Die Bewegung wird leichter, der Körper ebenfalls und – ein toller Nebeneffekt – Sie bekommen durch die Bewegung mehr Energie.

Es ist mir natürlich ganz klar, dass für die meisten Menschen 15.000 Schritte eher sehr schwer umzusetzen sind, dafür müsste man vermutlich täglich schon einen großen Aufwand betreiben. Das macht aber nichts. Peilen Sie erst einmal 10.000 Schritte am Tag an und schauen Sie, wie es Ihnen damit geht. Übrigens ist das Schrittezählen ein super Familienprojekt.

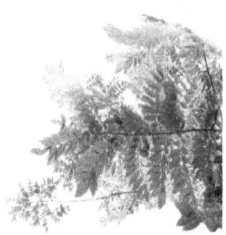

3.6

HEISSES BAD UND HEISSE DUSCHE

Ein heißes Bad vor dem Schlafengehen soll entspannen und müde machen, hieß es früher immer. Bei mir hat das nie so richtig funktioniert, d. h., müde war ich schon, aber leider auch gleichzeitig aufgeputscht. Neulich habe ich herausgefunden, woran das liegt. In einem Artikel fand ich nämlich den Hinweis, dass durch heißes Wasser der Kreislauf angeregt wird. Darum ist das heiße Bad bzw. die heiße Dusche kurz vor dem Schlafengehen ungünstig, 2 Stunden vor dem Schlafengehen scheint dafür eine gute Zeit zu sein.

Grundsätzlich ist es sowieso nicht egal, zu welcher Tages- bzw. Nachtzeit Sie duschen. Falls Sie z. B. unter Allergien leiden, ist es sinnvoll, sich abends zu duschen, um so die über den Tag gesammelten Allergene abzuwaschen, damit Sie ruhig schlafen können. Waschen Sie sich dabei auch unbedingt die Haare, damit die Pollen nicht nachts aufs Kissen fallen und von Ihnen eingeatmet werden können.

Powertipp:
Duschen

Wenn Sie abends beim Duschen nur wenig Licht einschalten oder Kerzen aufstellen, sorgen Sie noch für eine Extraportion Melatonin.

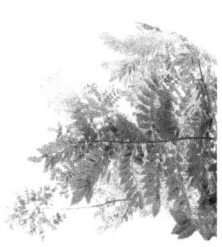

3.7
ANREGENDE GETRÄNKE

3.7.1 Kaffee und Tee

Den Deutschen geht offenbar nichts über eine Tasse Kaffee: 160 Liter trinkt jeder Bundesbürger durchschnittlich im Jahr. Der schlechte Ruf des Kaffees hat sich längst gewandelt, da es immer mehr Studien gibt, die über positive Effekte des Kaffeekonsums berichten. Zum Beispiel soll der Konsum von Kaffee vor verschiedenen Krankheiten schützen, wie etwa Diabetes[52], Leberkrebs[53] oder Parkinson[54].

Trotzdem sollten Sie eines nicht vergessen: Kaffee ist ein anregendes Getränk. Kaffee simuliert in Ihrem Körper eine künstliche Stresssituation, die ihn dazu veranlasst, Blutdruck und Herzfrequenz zu steigern, über die Nebennieren Adrenalin und Noradrenalin auszuschütten und den Serotoninspiegel zu senken. Kaffeekonsum beeinträchtigt von daher immer auch die Funktion der Nebennieren.

Da viele Menschen mit Schlafproblemen ohnehin unter einem chronisch erhöhten Stresspegel leiden, ist noch mehr Stress keine wirkliche Hilfe.

Was wir viel zu wenig beachten: Unser Körper kann nicht unterscheiden, ob es sich um eine „echte", existentielle Stresssituation handelt oder ob sie künstlich erzeugt ist, wie z. B. durch das Trinken von Kaffee oder das Ansehen eines spannenden Krimis.

Der Koffeingehalt von Kaffee schwankt je nach Sorte und Zubereitung. Eine 150-ml-Tasse Kaffee enthält im Schnitt 80 mg Koffein, die kleine 50-ml-Espressotasse bringt es auf ca. 50 bis 60 mg Koffein.

Der amerikanische Neurowissenschaftler Daniel G. Amen schreibt, dass das Koffein im Kaffee gefäßverengend wirkt und so die Gehirndurchblutung verringert. Je mehr Kaffee man trinke, desto mehr beeinträchtige dies das Gehirn.[55]

Nicht zuletzt hat Kaffeekonsum einfach Sucht-potential, auch wenn wir dies oft vergessen. Auch Kaffee verursacht Entzugserscheinungen, wie Kopfschmerzen, Erschöpfung, Angstzustän-de und Depressionen, wenn er abgesetzt wird. (Wenn Sie mir nicht glauben, verzichten Sie ein-fach einmal ein paar Tage auf Kaffee.) Die chro-nische Vergiftung, die durch beständigen und exzessiven Kaffeekonsum entsteht, hat sogar einen Namen: „Koffeinismus".

Und was ist mit Tee? Auch Tee kann Koffein enthalten, zwischen 20 und 50 mg in einer 150-ml-Tasse. (Früher nannte man diesen Stoff auch Thein.) Allerdings variieren die Teesorten sehr stark in ihrem Koffeingehalt. Spitzenreiter in Sachen Koffein ist schwarzer Darjeeling (4 %), besonders mild ist hingegen der grüne Bancha (1,6 %). Die Stärke der Sonneneinstrahlung auf die Teepflanze entscheidet über den Koffeingeh-alt der Pflanze: Im Schatten entwickelt sich mehr Koffein als in der prallen Sonne.

Auch weißer Tee enthält Koffein, aber noch weniger als schwarzer und grüner Tee. Dies liegt daran, dass für den weißen Tee ganz junge Blät-ter und noch geschlossene Knospen verwendet werden – grundsätzlich werden jedoch keine anderen Pflanzen für die Herstellung verwendet als für schwarzen und grünen Tee.

Das Koffein aus dem Tee wirkt anders als das Koffein aus dem Kaffee. Letzteres geht sofort ins Blut, das Koffein aus dem Tee wird jedoch durch die ebenfalls im Tee enthaltenen Gerbstoffe gebremst. Der Umstieg von Kaffee auf Tee wäre schon eine gute erste Maßnahme, um für einen besseren Schlaf zu sorgen. Bedenken Sie aber bitte, dass die anregenden Stoffe in Tee und Kaffee über Stunden wirken.

Darum ist es sinnvoll, eine Uhrzeit festzulegen, ab der Sie am besten keine anregenden Getränke mehr zu sich nehmen. Hier müssten Sie einmal ein wenig experimentieren, um herauszufinden, wo Ihre Grenze liegt. Im Netz wird häufig 16 Uhr empfohlen, ich glaube jedoch, dass dies zu spät ist.

Auch die Menge der konsumierten Getränke ist in diesem Zusammenhang natürlich relevant. Hier müssen Sie einfach einmal ausprobieren, wie viel Koffein Sie konsumieren können, ohne Einschlafprobleme zu bekommen.

3.7.2 Softdrinks

Als Softdrinks bezeichnet man Erfrischungsgetränke auf Wasserbasis, meistens kohlensäurehaltig, denen aus Geschmacksgründen Zucker,

Aromen, Süßstoffe und Fruchtkonzentrate zugesetzt werden – und manchmal auch Koffein. Die für Deutschland zulässige Koffeinmenge pro 100 ml Getränk liegt zwischen 10 und 25 mg. Überraschenderweise finden sich die beiden Marktführer Coca-Cola und Pepsi-Cola in Deutschland eher am unteren Ende der Skala, während Colagetränke kleinerer Brauereien oft mehr Koffein enthalten. Für Cola gilt natürlich das Gleiche wie für Kaffee und Tee.

Aber es ist nicht nur das Koffein, das uns bei Softdrinks den Schlaf rauben kann, es ist vor allem der darin enthaltene Zucker! 0,25 Liter (ein Glas) Cola enthält 9 Würfel Zucker! Dies sorgt dafür, dass der Blutzuckerspiegel schnell stark ansteigt, danach aber unter den Normbereich abfällt.

Deshalb wäre es gut, überhaupt keine Softdrinks mehr zu sich zu nehmen, erst recht aber nicht abends. (Ohnehin haben die in Softdrinks reichlich enthaltenen Kalorien keinerlei Nährwert.) Sicher ist jedenfalls: Wenn wir abends etwas Süßes zu uns nehmen, wirkt dies anregend, so dass wir dann nicht gut einschlafen können …

Sorgen Sie dafür, dass Sie tagsüber genug Wasser (mindestens 1,5 Liter) und gegebenenfalls auch Kräutertees trinken. Die Betonung liegt auf tagsüber. Abends ist es sinnvoll, den Flüssigkeitskonsum einzuschränken, damit Sie nachts nicht andauernd rausmüssen ... Doch Dehydrierung, also Wassermangel, kann einen Serotoninmangel im Körper hervorrufen, so dass Sie schlecht schlafen können.

3.7.3 Alkohol

Ein Bier oder ein Glas Wein am Abend kann doch wohl nicht so schlimm sein, oder? Sie können sogar das Gefühl haben, dadurch besser einschlafen zu können. Es ist belegt, dass man tatsächlich nach Alkoholkonsum schneller einschläft.[56] Der im Bier enthaltene Hopfen beruhigt (nicht umsonst enthalten viele Schlaftees Hopfen).

Aber für die positive Wirkung des schnellen Einschlafens „bezahlen" Sie in der zweiten Nachthälfte. Sie werden nämlich immer wieder aufwachen, z. B. weil Sie mehrmals rausmüssen. Alkohol blockiert die Hormone, die für die Wasserspeicherung zuständig sind, der Körper muss die Flüssigkeit also wieder loswerden.

Alkohol entzieht dem Körper außerdem Wasser, d. h., Sie sind nachts durstig und wachen vielleicht auch deshalb auf. Auch die Schlafphasen werden durch den Alkohol beeinträchtigt, Sie wachen somit morgens auf und sind alles andere als ausgeschlafen.

Bedenken Sie bitte außerdem, dass der Körper Alkohol als Zellgift einstuft, weil er viele Stoffwechselprozesse beeinträchtigt. Dies bedeutet: Der Alkoholabbau hat für die Leber die oberste Priorität, alle anderen wichtigen Aufgaben der Leber wie z. B. die Fettverbrennung bleiben einfach in dieser Zeit liegen.

Eine Forschungsgruppe um die Wissenschaftlerin Abi Rose der University of Liverpool hat herausgefunden, dass sich der Konsum von Alkohol auf den Cortisolspiegel im Körper auswirken kann,[57] was für Sie konkret bedeutet, dass Sie schlechter schlafen. Nicht nur die Abfolge der Schlafphasen kann durcheinandergeraten, sondern der Ablauf der Schlafphasen selbst. Wenn der Alkohol wieder abgebaut oder auf ein belebendes Maß gesunken ist, wacht man dann auf, und es fällt schwer, wieder einzuschlafen.

Darüber hinaus hat Alkoholkonsum vor dem Schlafengehen noch andere, unerwünschte Nebenwirkungen: Er erhöht nicht nur den Harndrang, sondern entspannt auch die Muskulatur des Gaumensegels und der oberen Atemwege. So können auch Nichtschnarcher zu Schnarchern werden. Bei Menschen, die unter Schlafapnoe leiden, kann es verstärkt zu Atemaussetzern kommen (wodurch die Schlafqualität auch wieder beeinträchtigt wird).

Eine Mitteilung macht dieser Tage die Runde: Eine internationale Studie[58] hat die Daten von fast 600.000 Teilnehmern aus 19 Ländern untersucht und ist dabei zu dem Schluss gekommen, dass die geltenden Richtwerte für Alkoholkonsum in den meisten Ländern viel zu hoch liegen.

Konkret bedeute dies, jeglicher Alkoholkonsum, der über 100 g reinen Alkohol pro Woche liege (dies entspricht 2,5 Litern Bier oder 5,5 Gläsern Wein), erhöhe das Risiko für Herz-Kreislauf-Erkrankungen und einen früheren Tod.

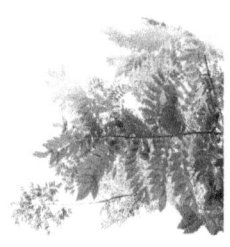

3.8
ERNÄHRUNG

3.8.1 Fett

Die meisten Menschen konsumieren abends zu fetthaltiges Essen: Käse, fettes Fleisch, Kartoffelchips, Burger mit Dips, Pommes Frites, Eis, fetthaltige Nachspeisen usw. werden vorwiegend in den Abendstunden verzehrt, da man tagsüber nicht zum Kochen kommt ...

Doch die Ernährung am Abend ist ein wesentlicher Baustein für erholsamen Schlaf. Hier kommt es nicht nur auf das *Was* an, sondern auch auf das *Wann*.

Im Grunde genommen ist es ganz einfach: Sie können sich merken, dass fetthaltige Mahlzeiten bis zu 8 Stunden brauchen, bis sie verdaut sind. Die Wahrscheinlichkeit, dass Ihre Leber dann in der Nacht überlastet ist und Sie aufwachen, ist relativ hoch. In Abschnitt 1.5.2 habe ich im Rahmen der Beschäftigung mit der Organuhr darauf hingewiesen.

Zwischen dem Zeitpunkt des Zubettgehens und der letzten Mahlzeit des Tages sollen 2 bis 4 Stunden liegen. Sie können Ihrer Leber (und sich selbst natürlich) das Leben enorm erleichtern, wenn Sie diese Mahlzeit so gestalten, dass Ihre Verdauungsorgane dadurch möglichst nicht belastet werden.

Ebenso wichtig ist dabei, das Essen in Ruhe zu genießen. Das Kauen entspannt nämlich. Gutes Kauen ist der erste Schritt in der Nahrungsverwertung. Lassen Sie es mich noch ein wenig drastischer formulieren: Wenn die Nahrung nicht richtig gekaut wird, können die darin enthaltenen Nährstoffe vom Körper gar nicht aufgenommen und verwertet werden. Die unzerkleinerten Nahrungsbestandteile können sich in Ihrem Darm festsetzen und dort für Gärungsprozesse sorgen, die den Darm (und Sie selbst!) belasten. Letztendlich werden dadurch Entzündungen der Darmwand begünstigt. Das ist schade, zumal dies mit einem wirklich einfachen, kostenlosen Mittel vermieden werden kann – dem gründlichen Zerkleinern …

Fett ist Fett ist Fett … Eine gute, gesunde Mahlzeit am Abend nützt übrigens nichts, wenn Sie sich hinterher noch mit einer Chipstüte, Schokolade oder Ähnlichem vor den Fernseher setzen.

Und vielleicht haben Sie es selbst schon bemerkt: Zu spätes und zu üppiges Essen kann Alpträume verursachen.

3.8.2 Zucker

Wir haben Zucker schon bei den Softdrinks angesprochen, daher hier nur noch einmal ganz kurz zur Erinnerung: Zucker kurbelt den Stoffwechsel an, die dem Körper zugeführte Energie will umgesetzt werden. Zucker macht uns also eher wach als müde. Sind wir dann endlich einge-schlafen, kann es sein, dass wir einige Zeit später wieder aufwachen, wenn der Blutzuckerspiegel abfällt. Ohnehin ist es sinnvoll, dafür zu sorgen, dass der Blutzuckerspiegel im Tagesverlauf mög-lichst gleichmäßig bleibt.

Das Abendbrot, wie es scheint, eine deutsche Tradition, ist für den Körper übrigens alles ande-re als bekömmlich. Der glykämische Index gibt Auskunft darüber, wie stark der Blutzucker in-nerhalb einer bestimmten Zeit nach dem Verzehr eines bestimmten Lebensmittels ansteigt. Voll-kornweizenbrot lässt den Blutzucker stark an-steigen, da es einen relativ hohen glykämischen Index von 70 hat.[59] Außerdem wird das Abend-brot zumeist ja mit fetter Wurst und Käse gegessen. Warum das problematisch sein kann, erkläre ich im nächsten Abschnitt.

Der Süßstoff Aspartam ist übrigens keine Alter-native zu Zucker, da er serotoninhemmend wirkt, sich also negativ auf den Schlaf auswirkt.

3.8.3 Milch und Milchbestandteile

Milch als Nahrungsmittel ist für viele Menschen ein Problem – und das in mehrfacher Hinsicht. Zum einen ist es so, dass Tiermilch für Menschen überhaupt nicht vorgesehen ist, sondern für die Aufzucht der eigenen Art. Wenn wir ein Glas Kuhmilch trinken, ist diese eigentlich für ein Kalb bestimmt gewesen.

Milch enthält unter anderem das Wachstumshormon IGF-1, das dem neugeborenen Tier helfen soll, möglichst schnell zu wachsen, für ausgewachsene Menschen aber unsinnig ist. IGF (insulinähnliche Wachstumsfaktoren) werden mit dem Wachstum von Brustkrebs, Prostatakrebs, Eierstockkrebs und Akne in Verbindung gebracht.

Grundsätzlich landet alles, womit die Kuh in Berührung gekommen ist, später in der Milch: Herbizide, Pestizide, Dioxine (laut WHO stammen 90 % der von Menschen aufgenommenen Dioxine von Milch und Fleisch;[60] Dioxin gilt als extrem giftige, krebsauslösende Chemikalie), Blut, Kot, Bakterien und Viren. Sie enthält auch Hormone, Allergene, Fett und Cholesterin. Eine 2011 in der Zeitschrift „Journal of Agricultural and Food Chemistry" veröffentlichte Studie hat außerdem ans Licht gebracht, dass ein einziges Glas Milch an die 20 verschiedene pharmakologisch aktive Substanzen wie Schmerzmittel, Antibiotika und Wachstumshormone enthielt (untersucht wurden Kuhmilch, Ziegenmilch und Muttermilch).[61]

Das ist aber noch nicht alles: Studien sehen einen Zusammenhang zwischen Milchkonsum und vermehrten Knochenbrüchen, einer erhöhten Sterblichkeitsrate, erhöhten Entzündungswerten sowie erhöhtem oxidativem Stress.[62] In Kombination mit oxidativem Stress können erhöhte Entzündungswerte zu Krankheiten führen.

Oxidativer Stress bedeutet für den Körper ein vermehrtes Auftreten von schädigenden freien Radikalen. Diese Sauerstoffverbindungen, die besonders reaktionsfreudig sind (weil sie ein ungepaartes Elektron haben), entstehen bei körpereigenen Reaktionen. Freie Radikale werden durch Antioxidantien abgebaut. Entstehen aber mehr freie Radikale als gebunden werden können, so greifen diese die Zellen an und können Zellmembranen, Proteine, Enzyme etc. schädigen. Dies nennt man oxidativen Stress.

Zurück zur Milch: Neben dieser grundsätzlichen Problematik des Milchkonsums können vor allem zwei Milchbestandteile schädlich sein und sich auch negativ auf den Schlaf auswirken: Laktose und Kasein.

Laktose
Laktoseintoleranz, die offenbar gar nicht so selten vorkommt, kann den Schlaf stören. Rund

75 % der Weltbevölkerung scheint das Enzym Laktase, das für die Spaltung des Milchzuckers (Laktose) zuständig ist, zu fehlen, oder es wird nicht in ausreichender Menge produziert.

In gewissem Sinne ist das vollkommen normal. Nach dem Abstillen verringert sich die Laktase-aktivität im Darm, da die Muttermilch ja ohnehin nur für den Säugling bestimmt war. Nur dort, wo es eine sehr lange Tradition der Weidewirtschaft gab, wird noch im Erwachsenenalter Laktose im Körper produziert.

Laktasemangel kann angeboren sein (absolute Laktoseintoleranz) oder auch erst im Laufe des Lebens erworben werden, z. B. durch Erkrankungen des Verdauungssystems, chronische Darmerkrankungen, Zöliakie, Darmparasiten, Alkoholmissbrauch, Chemotherapie, Mangeler-nährung, Divertikel und Gastrektomie. (Bei mir selbst hat sich die Laktoseunverträglichkeit bei-spielsweise nach der Operation eines Zwölffin-gerdarmgeschwürs entwickelt.)

Der Milchzucker wird durch die Laktase in seine Bestandteile aufgespalten. Findet dieser Prozess aufgrund des Enzymmangels nicht statt, gelangt die Laktose unzerkleinert in den Darm. Dort wird sie dann von Darmbakterien zerlegt und vergärt.

Bei diesem Prozess entstehen Kohlendioxid, Wasserstoff und Fettsäuren. Diese können dann für unangenehme Magen-Darm-Beschwerden sorgen wie Blähungen, Völlegefühl, Bauchkrämpfe, Durchfall und Übelkeit.

Da noch viele andere Faktoren mit ins Spiel kommen, wie der pH-Wert des Darms und die Zusammensetzung der Darmbakterien, kann eine Laktoseintoleranz sehr unterschiedlich in Erscheinung treten. Häufig ist es so, dass einige Lebensmittel besser vertragen werden als andere.

Ich selbst hatte lange das Gefühl, Butter und Sahne in kleinen Mengen relativ problemlos zu vertragen. Nachdem ich aber erfahren habe, dass die Symptome einer Laktoseunverträglichkeit noch viel weiter gehen und z. B chronische Müdigkeit, Kopfschmerzen, depressive Verstimmungen und Schwindel auslösen können, bin ich mir da nicht mehr so sicher.

Sie können natürlich auf Laktasetabletten zurückgreifen, wenn Sie wissen, dass Sie bei einer bestimmten Gelegenheit auf jeden Fall Laktose zu sich nehmen werden.

Ich habe jedoch die Erfahrung gemacht, dass mein Körper dann jedwede Laktaseproduktion, die noch in kleinen Spuren vorhanden war, einstellte. Er verließ sich dann offenbar nur noch auf die Tabletten. Außerdem habe ich gemerkt, dass die Tabletten nicht immer wirkten.

Wenn Sie trotz der Verwendung von laktosefreien Milchprodukten immer noch mit Magen-Darm-Beschwerden und infolgedessen mit Schlafstörungen zu tun haben, leiden Sie vermutlich unter einer Kaseinunverträglichkeit.

Kasein

Eine Kaseinunverträglichkeit kann zudem noch mit ganz anderen Symptomen einhergehen, wie Hautveränderungen, Urtikaria, Neurodermitis, Hautstörungen, Pickeln, Pusteln, Juckreiz und einer Neigung zu Ekzemen. Auch allergische Rhinitis und allergischer Schnupfen können vorkommen, sogar Kreislaufprobleme bis hin zu einem allergischen Schock.

Die Proteine der Milch bestehen zu 80 % aus Kasein. Bei einer Kaseinunverträglichkeit reagiert der Körper auf diese Eiweißbestandteile, weil er sie nicht verwerten kann. Besonders fatal: Kasein enthält Kasomorphine, die suchterregendes Potential haben, sie docken direkt an unsere Opioidrezeptoren an und greifen so in unser Gefühlsleben ein.

Ich selbst habe mich zwar noch nicht auf Kaseinunverträglichkeit testen lassen, kenne aber dieses suchtartige Verlangen nach Käse sehr gut. Es ist so stark, dass ich ihm in der Regel erliege, obwohl es mir danach nicht gut geht: Mein Körper bläht sich auf wie ein Ballon, ich kann nicht mehr richtig atmen, und eine schier unerträgliche Nervosität packt mich. Das Einschlafen ist an solchen Tagen ein Problem.

Ich halte mich daher von Milch und Milchprodukten fern und ersetze sie durch Pflanzenmilchprodukte. Mittlerweile gibt es hier so eine breite Auswahl, dass das nicht schwerfällt.

Molkeneiweiß

Übrigens gibt es auch eine Molkeneiweißunverträglichkeit, das heißt, man verträgt dann einen anderen Bestandteil der Milch nicht, die Molkeneiweiße Alpha-Lactalbumin und Beta-Lactoglobulin, die 20 % der Milch ausmachen. Diese kommen nur in Kuhmilch vor. Möglicherweise können Sie dann auf Ziegen-, Schafs- oder Stutenmilch zurückgreifen.

Es gibt diverse Tests, die Sie durchführen lassen können, wenn Sie den Verdacht haben, dass Sie Milch nicht vertragen.

Sie können aber auch ein paar Wochen lang alle Milchprodukte weglassen und sich so langsam vortasten.

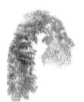

Powertipp:
Abendessen

Für einen guten Schlaf sollte das Abendessen nicht zu schwer ausfallen:

- 2TL Mandelbutter halten den Blutzucker vor dem Schlafengehen stabil.
- Essen Sie möglichst keine Rohkost oder andere Nahrungsmittel, die blähenden Charakter haben.
- Vermeiden Sie Käse, Wurst und Milchprodukte zum Abendessen (und natürlich grundsätzlich, wenn Sie diese Lebensmittel nicht vertragen). Wurst enthält häufig Milchbestandteile.

Grundrezept Gemüsesuppe

Eine Gemüsesuppe am Abend ist leicht und belastet Ihren Körper nicht. Hier finden Sie ein Grundrezept, das Sie nach Belieben abwandeln können:

Schmoren Sie eine halbe bis eine Zwiebel in etwas Butter an (falls Sie Zwiebeln vertragen, alternativ können Sie auch Lauchzwiebeln nehmen). Geben Sie zerkleinertes Gemüse nach Wahl hinzu und dünsten Sie dieses kurz mit an. Löschen Sie das Ganze mit Gemüsebrühe oder Wasser ab und lassen Sie es köcheln, bis das Gemüse weich ist. Pürieren und verfeinern Sie die Suppe nach Belieben und Geschmack mit Kräutern, Pflanzensahne oder Pflanzenmilch.

3.8.4 Tryptophanmangel

Tryptophan ist eine essentielle (lebensnotwendige) Aminosäure. Der Körper benötigt essentielle

Aminosäuren als Bausteine für Proteine. Diese kann er nicht selbst herstellen, sie müssen mit der Nahrung aufgenommen werden. Aus Aminosäuren werden Verbindungen hergestellt, die im Körper Stoffwechselfunktionen übernehmen. Fehlt eine Aminosäure oder kann ein aus Aminosäuren hergestellter Wirkstoff (z. B. ein Hormon) nicht mehr in ausreichender Menge produziert werden, kann dies bestimmte Körperfunktionen beeinträchtigen.

Wenn Sie nicht gut schlafen, ist es für Sie besonders wichtig, dass die Aminosäure Tryptophan in Serotonin umgewandelt wird, das sogenannte „Wohlfühlhormon", von dem in diesem Buch schon häufig die Rede gewesen ist. Serotonin ist ein Neurotransmitter, der für die Regulation der Stimmung verantwortlich ist.[63] Es ist ganz wesentlich an der Regulation des Schlaf-Wach-Rhythmus beteiligt. In Abschnitt 1.2. können Sie noch einmal nachlesen, wie dieser funktioniert.

Früher enthielt das Nahrungsangebot vermutlich wesentlich mehr Tryptophan als heute. In folgenden Lebensmitteln kommt es (zumeist in proteingebundener Form) vor:

- Sojabohnen,
- Kakaopulver ohne Zucker,
- Cashewkernen,

- Hähnchenbrust,
- Erbsen,
- Schwein,
- Lachs,
- Haferflocken,
- Walnüssen,
- Hühnereiern,
- ungeschältem Reis,
- Avocados,
- Datteln,
- Feigen,
- Bananen,
- Eiern,
- Milch,
- Mais.

Versuchen Sie, diese Lebensmittel verstärkt in Ihren Speiseplan mit einzubauen (sofern für Sie verträglich).

Tryptophan kann also nur mit der Nahrung aufgenommen werden. Zunächst wird es umgewandelt in eine Substanz namens 5-HTP (5-Hydroxydtryptophan), die dann wiederum in Serotonin umgewandelt wird – aus dem dann später das schlaffördernde Melatonin entsteht.

Daraus ergibt sich zwangsläufig, dass ein Tryptophanmangel im Körper zu Schlafstörungen beitragen kann. Aber auch ein Mangel an Stoffen, die die Umwandlung in 5-HTP und in Serotonin unterstützen, kann zu Schlafstörungen führen.

Kohlenhydrate können in Verbindung mit Eiweiß eine schlaffördernde Wirkung haben. Daher stammt offenbar der alte Brauch, eine warme Milch mit Honig als Schlummertrunk zu sich zu nehmen.

Aber Vorsicht: Dies ist sicherlich nicht für jeden etwas. Der Honig kann den Blutzucker schnell wieder in die Höhe treiben und ist von daher, was den Schlaf angeht, kontraproduktiv. Das Gleiche gilt für Datteln und Feigen. Und über die Milch habe ich mich ja schon ausführlich ausgelassen. Wenn Sie auf Sojamilch (sofern für Sie verträglich) oder Pflanzenmilch aus Cashewnüssen zurückgreifen, liegen Sie auf jeden Fall richtig. Hafermilch gibt es mittlerweile sogar aus glutenfreien Haferflocken.

 Powertipp:
Schlummertrunk

Einen TL Mandelmus mit warmem Wasser mischen, dazu eine Prise echter Vanille (aus der Schote) und eine Prise Zimt, fertig ist der Schlummertrunk. Mandeln enthalten nämlich Tryptophan und Magnesium, beides fördert den Schlaf.

KAPITEL 4

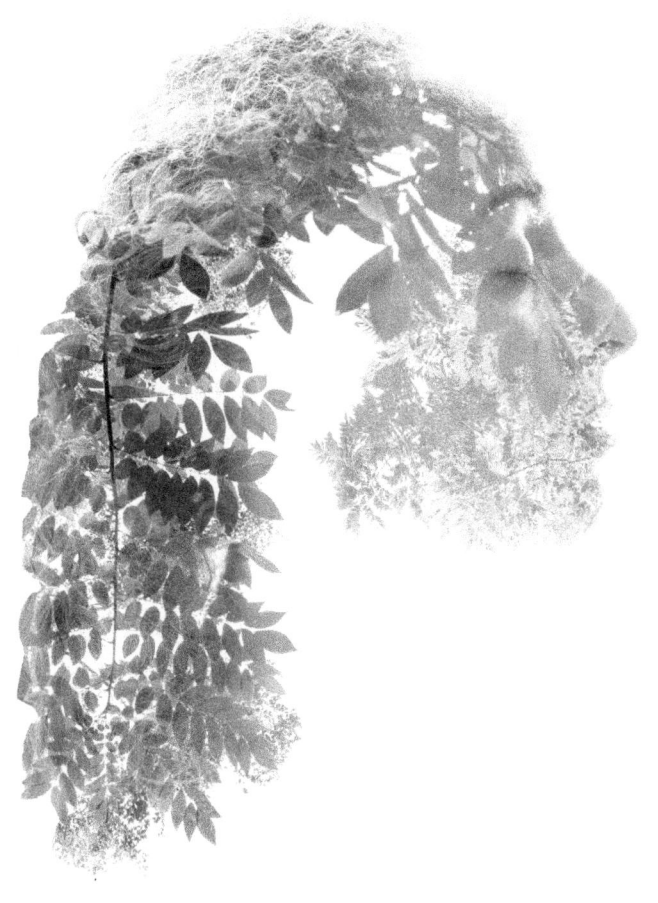

SEELISCHE URSACHEN
FÜR SCHLAFSTÖRUNGEN

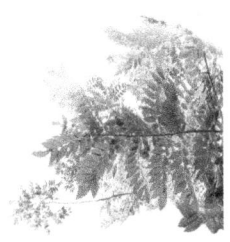

4.1
EMOTIONALER STRESS UND GLAUBENSSÄTZE

In den vorangegangenen Kapiteln haben wir uns mit körperlichem Stress beschäftigt. Nun ist es an der Zeit, dass wir uns mit emotionalem Stress auseinandersetzen – einem der Hauptgründe für Schlaflosigkeit.

Was ist eigentlich Stress? Unter Stress versteht man eine Belastung durch Reize von außen oder innen (ganz wichtig, wir können diesen Reiz also auch selbst produzieren, wie es häufig bei Schlaflosigkeit der Fall ist). Wir versuchen natürlich, mit der Belastung umzugehen. Dabei ist immer auch eine biologische Komponente mit im Spiel: Der Körper spannt sich an, der Blutdruck steigt und Adrenalin und Cortisol werden ausgeschüttet. Bei Stress produziert unser Körper immer diese Reaktion, auch wenn wir uns mit keinem Säbelzahntiger konfrontiert sehen. Unser Körper weiß das aber nicht, für ihn zählt bloß die vermeintliche Bedrohung. So ist unser Körper biologisch programmiert.

Die Stressreaktion ist übrigens vollkommen individuell und hängt von unseren jeweiligen Lern- und Lebenserfahrungen ab. So ist es zu erklären, warum den einen Menschen etwas stresst, was einen anderen vollkommen kalt lässt.

Emotionaler Stress wird verursacht von *Glaubenssätzen* und *Verhaltensmustern*, gelebter Lebenserfahrung sozusagen, die fast unser gesamtes Handeln diktiert. Vielleicht haben Sie schon gehört, dass man heute davon ausgeht, dass das Gehirn zu 85 bis 95 % vollautomatisch arbeitet? Der Einfluss, den wir durch bewusstes Denken auf unser Verhalten nehmen können, ist also relativ klein. Aber keine Sorge, ich stelle Ihnen später in diesem Kapitel eine Methode vor, die Ihnen dabei helfen kann, Ihre stressauslösenden Überzeugungen, die Sie am Schlafen hindern, aufzulösen.

Lassen Sie mich kurz an einem Beispiel erläutern, wie Glaubenssätze entstehen:

Stellen Sie sich einen kleinen Jungen vor, ich nenne ihn Michael. Michael hilft seinem Vater im Garten. Er ist stolz, dass er ihm helfen darf und Zeit mit ihm verbringen kann, weil das eher selten vorkommt. Nun gibt sein Vater ihm den Auftrag, das gemähte Gras auf den Kompost zu bringen, aber der Behälter ist viel zu schwer für

Michael. Ohne dass der Vater es merkt, zieht und zerrt er an dem Behälter, um ihn zum Kompost zu bringen. Dabei verstreut er die Hälfte des gemähten Grases. Jetzt ist der Behälter leichter, und Michael kann den Auftrag des Vaters erfüllen. Stolz berichtet er ihm, dass er die Aufgabe erledigt hat. Der Vater sieht das auf dem Rasen verteilte Gras und ist sauer.

Vielleicht ist der Vater sowieso verstimmt, weil er heute eigentlich keine Lust auf Gartenarbeit hat, oder er hat Geldsorgen oder Krach mit Michaels Mutter. Jedenfalls fällt seine Reaktion irgendwie unangemessen aus und er schnauzt Michael an: „Was ist denn das? Du hast ja die Hälfte des Grases ausgeschüttet, das ist ja total schlampig. Mach das richtig!" (Es wäre natürlich auch denkbar, dass er noch einen draufsetzt und zu Michael sagt: „Du kannst aber auch nie etwas so machen, wie man es dir sagt!")

Michael hatte eigentlich ein Lob erwartet, stattdessen wird er getadelt. Nun hat er die Erfahrung gemacht, dass es möglicherweise „nicht sicher" ist, dem Vater bei der Gartenarbeit zu helfen, weil sich die Dinge dann nicht wie erwartet entwickeln können. (Beim nächsten Mal wird er vermutlich mit weniger Enthusiasmus an die Sache herangehen oder sich vielleicht sogar drücken.)

Außerdem hat Michael gerade die Botschaft bekommen „Das hast du nicht richtig gemacht!". Dafür wird in seinem Gehirn eine neuronale Verbindung gebahnt. Sie können sich das vorstellen wie einen matschigen Trampelpfad. Jedes Mal, wenn Michael wieder hört, dass er etwas nicht richtig gemacht hat, wird dieser Trampelpfad immer breiter. Dies ist auch der Fall, wenn er nur selbst denkt, dass er etwas nicht richtig gemacht hat.

So wird der Trampelpfad schließlich zu einer neuronalen Autobahn, die nur noch Sekundenbruchteile benötigt, um einen Gedanken zu transportieren.

Sie ahnen es schon: Michael wird am Ende selbst glauben, dass er nichts richtig machen kann – und das alles bloß, weil sein Vater einen schlechten Tag hatte und vielleicht auch gar nicht einschätzen konnte, dass der Sack mit dem gemähten Gras viel zu groß und schwer für Michael war. Das ist wirklich tragisch. Denn dieser Satz wird Michael vermutlich ein Leben lang begleiten und sich von der Gartenarbeit übertragen auf letztendlich alles, was er anfasst. Zum Beispiel könnte Michael in einer Partnerschaft landen, in der ihm immer wieder vermittelt wird, dass er nichts richtig machen kann – was mit sehr viel Stress verbunden ist. Michael wird diesen Glaubenssatz als Teil seiner Identität begreifen: „Ich bin der, der nichts richtig machen kann." Und er wird sich (solange er nichts dagegen tut) so verhalten, dass dieser Glaubenssatz „wahr" bleibt, selbst wenn er sehr darunter leidet.

Das Verhalten aller Menschen wird also von ihren jeweiligen Glaubenssätzen angetrieben und diktiert. Ganz gleich, ob sie nun grundsätzlich stressempfindlich sind oder nicht.

Manche Menschen sind aber besonders reiz- und somit stressempfindlich, mehr als andere, weniger empathische Menschen. Wenn Sie sich zu diesen besonders reizempfindlichen Menschen zählen oder den Verdacht haben, dass Sie zu dieser Gruppe gehören, lohnt es sich vermutlich für Sie, sich einmal mit dem Phänomen der Hochsensibilität zu beschäftigen. In Abschnitt 4.4 erhalten Sie ein paar Impulse zur Auseinandersetzung mit diesem Thema.

Hochsensibilität bedeutet auch, dass sie sich schwerer damit tun, Reize wieder loszulassen. Das ist zum Beispiel der Fall, wenn Ihnen im Bett ein Gedanke in den Kopf kommt, den Sie absolut nicht loslassen können, beispielsweise wenn Sie sich Sorgen um ihre Kinder machen, an den Besuch der ungeliebten Schwiegermutter denken, Stress mit dem Partner oder der Partnerin haben oder mit Schwierigkeiten im Beruf kämpfen.

Dabei können sogar äußere Reize, die in Ihrer Kindheit eine Rolle spielten, Ihr späteres Leben beherrschen.

Denken wir an den kleinen Michael aus unserem Beispiel. Er ist mittlerweile erwachsen und hat mit seiner Partnerin ein Kind. Michael muss sich heute Vorwürfe von ihr anhören, weil er sein Kind nicht, wie versprochen, aus dem Kindergarten abgeholt hat, da ihm überraschend Überstunden aufgebrummt wurden. Seine Partnerin ist total sauer auf ihn, weil die Kindergärtnerin sie angerufen hat. Ihr Kind war als einziges noch nicht abgeholt worden. Wieder denkt Michael, dass er alles falsch gemacht hat.

Die Erfahrungen, die wir in unserem Leben machen, werden auch immer biologisch in unserem Körpergedächtnis gespeichert und bei Bedarf reaktiviert.

Dies bedeutet auch, dass der Großteil der Erfahrungen, die wir in der Gegenwart machen, sich nur zu einem kleinen Teil auf die Gegenwart bezieht, sondern meistens hauptsächlich auf Erfahrungen aus der Vergangenheit.

Das macht unser Leben sehr vielschichtig und komplex.

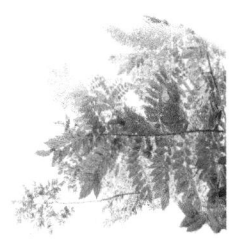

4.2

DIE STRESSSPIRALE

Wenn Michael sich zum Beispiel schlaflos im Bett herumwälzt, weil ihm die Vorwürfe seiner Partnerin zusetzen, dann erlebt er dabei den Augenblick mit seinem Vater, die Scham und Schuld, etwas nicht richtig gemacht und versagt zu haben, immer wieder neu (und dies bedeutet, dass auch der Körper die biologische Stresssituation erneut herstellt). Michael ist sich dessen jedoch nicht bewusst. Was Michael in diesem Augenblick wahrnehmen wird: Er kann nicht schlafen – kein Wunder, sein Körper schüttet Adrenalin aus und er muss an andere Gelegenheiten denken, bei denen er ebenfalls versagt hat (dies bedeutet wiederum noch mehr Stress). So gerät Michael in eine hochgradige innere Erregung.

Irgendwann fällt ihm vielleicht ein, dass am nächsten Tag ein wichtiger Termin im Büro ansteht. Michael soll eine Präsentation halten. Lassen Sie uns zum besseren Verständnis annehmen, dass dieser Termin für ihn ebenfalls mit dem Themenkomplex „etwas nicht richtig machen können" verbunden ist. Dieser Termin ist um 10:00 Uhr angesetzt. Wie soll er das bloß schaffen? Er hat jetzt nur noch drei oder vier Stunden, in denen er überhaupt schlafen könnte. Niemals wird er ausgeschlafen sein und seine Präsentation gut halten können. Eine neue Stresswelle überflutet Michael, diesmal weil ihm der Schlaf fehlt und damit die Grundvoraussetzung dafür, seine Sache richtig machen zu können. Später wird er vielleicht in einen oberflächlichen, unruhigen Schlaf fallen.

Der nächste Tag wird noch anstrengender, weil Michael jetzt die Erholung durch Schlaf fehlt. Und so sehr er sich auch wünscht, die fehlende Schlafzeit nachholen zu können, in seine Gedanken an den herbeigesehnten Schlaf mischt sich jetzt auch immer Furcht: „Wird er heute Nacht schlafen können? Oder wird er sich wieder wie gestern stundenlang herumwälzen?"

Alleine diese Gedanken tragen dazu bei, dass die körperliche Erregung wieder steigt – was die Wahrscheinlichkeit für eine weitere schlaflose Nacht erhöht. So gerät Michael nach und nach in einen Teufelskreis, aus dem es keinen Ausweg zu geben scheint. Die Schlaflosigkeit wird chronisch.

Dabei können wir Stress eigentlich sehr gut bewältigen, wenn unser Körper im Gleichgewicht ist. Unser vegetatives Nervensystem besteht aus dem Sympathikus (Anspannungs- und Stressnerv) und dem Parasympathikus (Entspannungsnerv). Sie sorgen durch ihr Zusammenspiel dafür, dass im Körper das vegetative Gleichgewicht (die Homöostase) aufrechterhalten wird.

Der Sympathikus ist dafür zuständig, bei tatsächlicher oder gefühlter Belastung eine Leistungssteigerung des Organismus bzw. die Kampf- und Fluchtreaktion zu aktivieren. Der Parasympathikus sorgt dafür, dass wir uns anschließend wieder entspannen und auch Energiereserven im Körper aufbauen.

In der Abbildung sehen Sie, wie kurzfristiger Stress aussieht, wenn der Körper im Gleichgewicht ist.

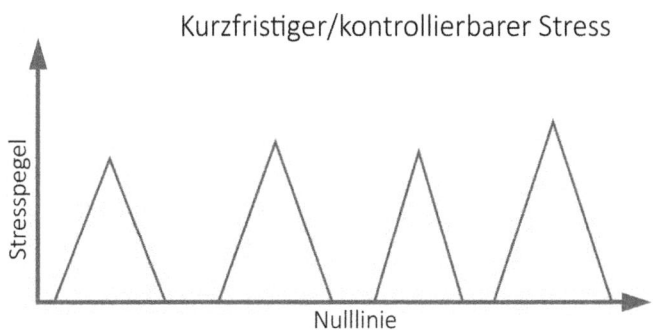

Kurzfristiger/kontrollierbarer Stress

Das Stresslevel steigt, fällt irgendwann wieder ab und landet auf der Nulllinie, im körperlichen Gleichgewicht. Eine Zeitlang ist Ruhe, bis dann wieder der Pegel steigt, abfällt usw. Das bedeutet, dass der Körper den entstehenden Stress immer wieder abfangen und abbauen kann.

Ganz anders sieht es jedoch aus, wenn der Körper aufgrund von chronischer Übererregung entgleist: Dann sieht es nämlich so aus wie in der nächsten Abbildung. Der Stresspegel steigt, fällt dann zwar wieder, hat aber nicht die Zeit, um wirklich zu der Nulllinie, zum körperlichen Gleichgewicht, zurückzukehren, denn schon kommt die nächste Belastung, das Stresslevel steigt wieder erneut usw.

So verschiebt sich das Stresslevel immer weiter nach oben. Fatalerweise wird man auch immer empfindlicher, je gestresster man ist, d. h., man reagiert auch wesentlich schneller auf Ereignisse, was den Vorgang nach oben immer weiter beschleunigt.

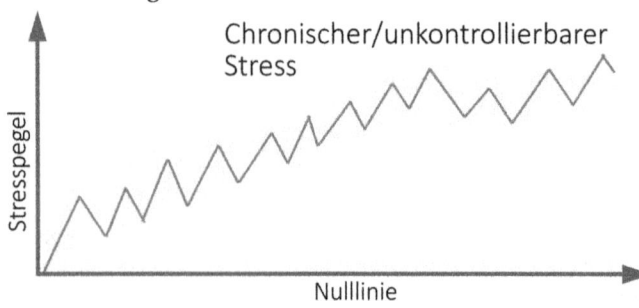

Chronischer/unkontrollierbarer Stress

Stresspegel

Nulllinie

Wenn Sie erst einmal in dieser Stressspirale gefangen sind, ist es höchst wahrscheinlich, dass Schlaf für Sie eine weitere Belastung darstellt und Sie sich im Schlaf nicht erholen können. Sie werden nachts oft wachliegen und sich in düsteren Farben ausmalen, was alles passieren könnte.

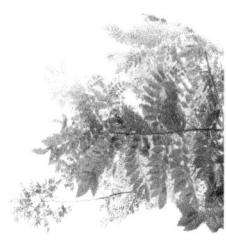

4.3
ANGST- UND PANIKATTACKEN

Noch etwas anderes kann nachts passieren, wenn Sie im Bett liegen und aufgrund von Schlaflosigkeit in einen Erregungszustand geraten: Es kann sein, dass Sie sehr genau wahrnehmen, wie sich die biologischen Zustände in Ihrem Körper verändern, z. B. wie Ihr Herz scheinbar aus dem Nichts heraus ganz schnell zu schlagen beginnt, der Puls rast. Sie beginnen sich zu fragen, ob Sie gerade einen Herzinfarkt erleiden, regen sich noch mehr auf – und befinden sich binnen Kurzem mitten in einer handfesten Angst- oder Panikattacke.

Vielleicht, haben Sie, wenn Sie ähnliche Zustände erlebt haben oder erleben, schon einmal einen Krankenwagen gerufen und sind am nächsten Tag ohne Befund wieder nach Hause geschickt worden?

Die Angst, jetzt vielleicht sterben zu müssen, ist grauenerregend. (Ich kenne diesen Zustand übrigens sehr gut, vor 20 bis 25 Jahren hatte ich selbst längere Zeit damit zu tun.)

Solche Zustände kann man aber mit ganz einfachen Mitteln verändern. Hier finden Sie eine kleine Auswahl an Methoden, die Sie bei Bedarf ausprobieren können.

Powertipps:
Angst- und Panikattacken

- Stehen Sie auf und machen Sie Licht.
- Legen Sie eine Patience.
- Machen Sie ein Sudoku.
- Sortieren Sie Ihre Handtücher nach Farben.
- Sagen Sie das kleine oder das große Einmaleins auf.

Dies sind natürlich alternative Vorschläge. Alles, was Sie dazu bringt, sich zu konzentrieren (und somit abzulenken), ist geeignet.

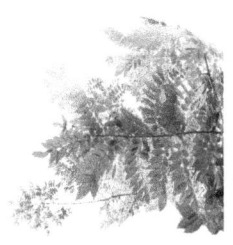

4.4

EMPATHISCHE ODER HOCHSENSIBLE MENSCHEN

Manche Menschen sind besonders reizempfindlich. Man geht davon aus, dass ca. 15 bis 20 % aller Menschen dieses Persönlichkeitsmerkmal aufweisen – Männer im gleichen Maße wie Frauen (auch wenn die meisten von ihnen das eher nicht zugeben).

Diese besondere Reizempfindlichkeit geht meist einher mit einer besonderen Empfindungsfähigkeit, die sowohl den Himmel als auch die Hölle auf Erden bescheren kann. Diese Menschen lassen sich zum Beispiel schnell zu Tränen rühren, können wochenlang über von anderen achtlos dahingeworfene Bemerkungen brüten, haben häufig ein schlechtes Gespür für die eigenen Grenzen, opfern sich als Idealisten über Gebühr für andere auf, leben häufig in einem Zustand der Dauererschöpfung und -erregung – und schlafen häufig schlecht. Viele von ihnen entwickeln in der Folge chronische Krankheiten, weil sie versuchen, ein Leben nach den Maßstäben anderer zu leben, ein Leben, das ihren eigenen biologischen Möglichkeiten nicht entspricht.

Als besonders empathischer oder hochsensibler Mensch benötigt man einfach mehr Pausen und Regeneration als andere. Punkt. Wenn Sie den Verdacht hegen, dass Sie zu dieser Gruppe gehören könnten, kann ich Ihnen nur ernsthaft ans Herz legen, sich für die Möglichkeit zu öffnen, Ihr Leben anders zu gestalten. Sonst kommen Sie niemals auf einen grünen Zweig.

Der Begriff der Hochsensibilität wurde 1995 von der amerikanischen Psychologin Elaine Aron geprägt. Sie hat 2014 selbst den Beweis dafür erbracht, dass die Gehirne der betroffenen Menschen anders funktionieren: In einer Studie[64] hat sie die Gehirne einer Gruppe Hochsensibler mit dem Magnetresonanztomographen untersucht und mit den Gehirnen einer nicht hochsensiblen Kontrollgruppe verglichen. Dabei hat sich herausgestellt, dass in den Gehirnen der hochsensiblen Menschen bestimmte Bereiche besser durchblutet waren als andere, nämlich diejenigen, die sich mit Emotionen und Emotionsverarbeitung beschäftigen. Außerdem waren die Bereiche für Aufmerksamkeit und die Verarbeitung von Sinnesreizen aktiver als bei der Kontrollgruppe.

Hochsensible Menschen verarbeiten Reize und Emotionen also anders als weniger sensible.

Beachten Sie bitte: Auch wenn Sie vielleicht noch nie etwas von Hochsensibilität gehört haben, verfügt doch ein Fünftel der Menschheit über diese Eigenschaft – das sind unglaublich viele Menschen!

Ob Sie zu dieser besonderen Gruppe von Menschen gehören, können Sie selbst am besten herausfinden. Ich habe eine kleine Checkliste vorbereitet, anhand der Sie dies feststellen können. Bitte kreuzen Sie die Punkte an, von denen Sie das Gefühl haben, dass sie auf Sie zutreffen. Vergleichen Sie anschließend die Anzahl der Kreuze, die Sie bei Ja oder Nein gemacht haben. Wenn Sie mehr „Ja" als „Nein" angekreuzt haben, kann ich Ihnen nur empfehlen, sich einmal näher mit diesem Thema zu beschäftigen.

Checkliste Hochsensibilität	Ja	Nein
Ich habe eine lebendige Vorstellungskraft.	☐	☐
Es fällt mir schwer, mich zu entscheiden.	☐	☐
Ich bin sehr gewissenhaft.	☐	☐
Ich muss perfekt sein und/oder perfekte Ergebnisse abliefern.	☐	☐

Checkliste Hochsensibilität	Ja	Nein
Ich habe eine lebendige Vorstellungskraft.	☐	☐
Ich kann anderen Menschen gut zuhören.	☐	☐
Ich nehme die Stimmungen anderer intensiv wahr.	☐	☐
Ich nehme die Stimmungen anderer schnell auf.	☐	☐
Ich kann mich nicht gut abgrenzen.	☐	☐
Ich erschrecke mich schnell.	☐	☐
Ich bin nicht belastbar.	☐	☐
Mir wird alles schnell zu viel.	☐	☐
Veränderungen bringen mich durcheinander (auch positive).	☐	☐
Ich neige zu Kopfkino.	☐	☐
Ich übernehme ungefragt Verantwortung.	☐	☐
Ich übernehme Verantwortung für die Worte und Taten anderer.	☐	☐
Ich kann keine Medikamente nehmen, ohne Nebenwirkungen zu bekommen.	☐	☐

Checkliste Hochsensibilität	Ja	Nein
Ich habe eine lebendige Vorstellungskraft.	☐	☐
Ich nehme Schmerzen sehr intensiv wahr.	☐	☐
Kunst und Musik können mich intensiv bewegen.	☐	☐
Ich ordne meine Bedürfnisse denen anderer unter.	☐	☐
Unter Beobachtung schneide ich in Prüfungen schlechter ab.	☐	☐
Ich kann einfach nicht abschalten.	☐	☐
Ich bin Idealist.	☐	☐
Ich habe einen ausgeprägten Gerechtigkeitssinn.	☐	☐
Ich habe eine gute Intuition.	☐	☐
Manchmal habe ich Visionen oder Vorahnungen.	☐	☐
Lärm und Geräusche beeinträchtigen mich sehr.	☐	☐
Ich kann mich an wiederkehrende Geräusche nicht gewöhnen.	☐	☐
Ich bin nah am Wasser gebaut.	☐	☐

Checkliste Hochsensibilität	Ja	Nein
Ich habe eine lebendige Vorstellungskraft.	☐	☐
Ich bin sehr schnell überfordert, wenn viel los ist.	☐	☐
Ich brauche einen Sinn im Leben.	☐	☐
Ich bin sehr lernbegierig.	☐	☐
Ich kann weiter denken als andere (Konsequenzen besser erkennen).	☐	☐
Ich brauche Stille, um mich zu erholen.	☐	☐
Im Konfliktfall ziehe ich mich lieber zurück.	☐	☐

Was hat nun dieses Persönlichkeitsmerkmal der Hochsensibilität mit Schlafstörungen zu tun? Als besonders empathischer Mensch sind Sie einfach sehr anfällig für Schlafstörungen. Dies liegt zum einen an der hohen Reizempfänglichkeit als auch an der gründlicheren Verarbeitung von Sinnes-reizen. Ihr Schlaf wird schneller gestört. Dies bedeutet aber nicht, dass Sie sich damit abfinden müssen, für den Rest des Lebens schlecht zu schlafen, ganz im Gegenteil.

Ein chronisch erhöhtes Stresslevel kann man wieder senken – dies gilt nicht nur für Hochsensible. Ihrem guten Schlaf steht, sofern Sie meine Vorschläge aus den übrigen Kapiteln umgesetzt haben, also nun nichts mehr im Wege als der Abbau von erhöhtem emotionalen Stress.

Im nächsten Kapitel stelle ich Ihnen deshalb eine Methode vor, mit der Sie chronischen Stress auf einfache Weise reduzieren können.

KAPITEL 5

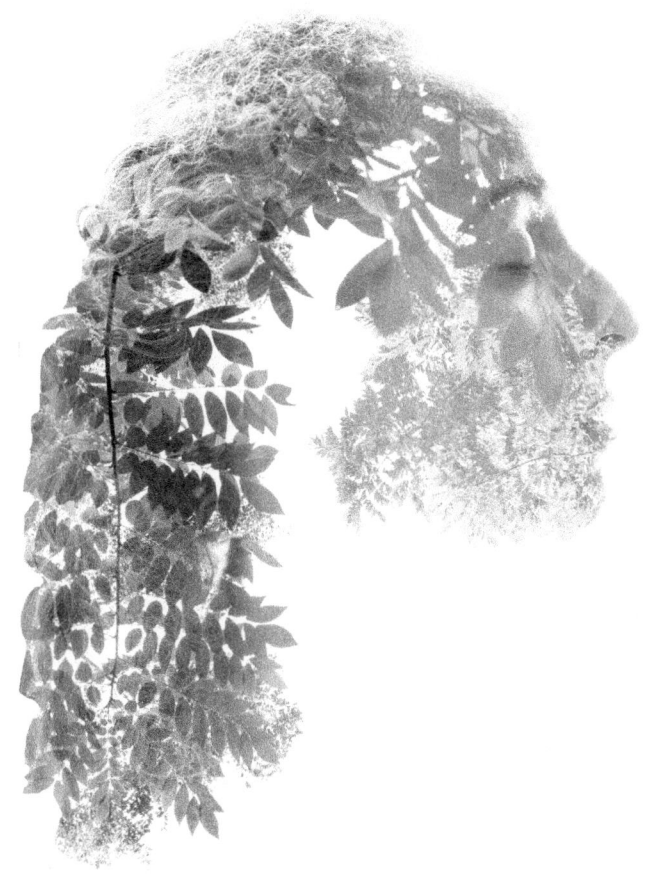

DIE GEHEIMNISSE
DES GESUNDEN SCHLAFS

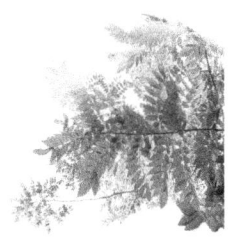

5.1

ARBEITSDROHNE ODER MENSCH?

Guter Schlaf entsteht aus einer Vielzahl sinnvoller, schlaffördernder Verhaltensweisen. Ich hatte Ihnen ja schon im Vorwort angekündigt, dass die Veränderung Ihrer Schlafgewohnheiten besser umsetzbar sein könnte, wenn Sie vorher einmal eine ganz grundsätzliche Entscheidung treffen.

Nachdem ich Arianna Huffingtons Buch „Die Schlafrevolution" gelesen hatte, setzten sich in meinem Inneren verschiedene Vorgänge in Bewegung. Ganz von alleine fand der Film „Speed" in mein Bewusstsein zurück, den ich schon vor einigen Monaten zufälligerweise gesehen hatte. Mir wurde sowohl durch den Film als auch durch das Buch klar, dass mein Leben (und das unzähliger anderer) einem finsteren Science-Fiction-Film glich, in dem Arbeitsdrohnen von Maschinen gelenkt und überwacht werden. Ziemlich überzeichnet, gewiss, aber wenn Sie einmal richtig darüber nachdenken, werden Sie nicht umhinkommen, festzustellen, dass ein Großteil unseres Lebens in der Bedienung von Maschinen und elektronischen Geräten besteht und wir alles Mögliche unternehmen, um diese Maschinen und Geräte „zufriedenzustellen". Und das fühlte sich für mich falsch an, vollkommen falsch.

Ursprünglich wurden Maschinen und Geräte doch entworfen, um uns Menschen das Leben zu erleichtern. Die Maschinen sollten für den Menschen arbeiten, nicht der Mensch für die Maschinen.

Wenn ich dieses Szenario auf mich selbst übertrug: Hatte ich selbst nicht schon angefangen, mein Menschsein zu vergessen? Versucht, selbst so zu tun, als sei ich eine Maschine? Meine ganz spezifischen menschlichen Bedürfnisse nach gesundem Essen und erholsamem Schlaf einfach missachtet und verleugnet?

Da habe ich sofort eine Entscheidung getroffen, jetzt und für alle Zeiten. Ich habe mich auf mein Menschsein besonnen und mir versprochen, meinen eigenen Bedürfnissen künftig mehr Aufmerksamkeit zu schenken als den Geräten und Maschinen in meinem Leben.

Ich war selbst überrascht, wie schnell ich zu einem besseren Schlaf zurückgefunden habe, nachdem ich diese eine Entscheidung getroffen hatte. Damit habe ich tatsächlich einen großen

Schritt gemacht. Anschließend habe ich sowohl meine Lebens- und Schlafgewohnheiten als auch meine Wohnung unter die Lupe genommen und eine zu mir passende Schlafroutine eingeführt.

Es war ein großer Augenblick, als ich eines Tages wieder feststellte: Ich freue mich darauf, ins Bett zu gehen, ich freue mich darauf, zu schlafen und Zeit an diesem mystischen, unbekannten Ort zu verbringen, ich freue mich darauf, für eine Nacht loszulassen.

Ich glaube, dass diese Entscheidung sogar ausschlaggebend für die Umsetzung einer vernünftigen Schlafroutine gewesen ist. Denn: Wie kann man gerne für sich sorgen, wenn man sich nicht bewusst ist, dass man spezifische menschliche Bedürfnisse hat und Schlaf braucht?

Eine Entscheidung treffen

Können Sie diese Entscheidung jetzt auch für sich selbst treffen? Wenn nicht: warum? Gehen Sie am Besten in diesem Fall gleich noch einmal zurück zu Kapitel 1 und lesen Sie nach, was Schlafmangel im Körper anrichten kann.

Gehen wir einmal davon aus, dass Sie nur dieses eine Leben haben. Sind Sie selbst und Ihre Bedürfnisse wirklich so unwichtig? Haben Sie es verdient, sich selbst an letzte Stelle setzen?

Seit ich wieder gerne ins Bett gehe, träume ich intensiver. Das ganze Traumgeschehen verändert sich. Neulich ist mir z. B. etwas Interessantes und Lustiges im Traum passiert: Ich unterhielt mich mit jemandem, worüber weiß ich nicht mehr, aber es fiel das Wort *Licht*. Eine von uns beiden sagte daraufhin: „Apropos Licht: Wäre es nicht an der Zeit, aufzuwachen?" – Woraufhin ich unverzüglich aufwachte.

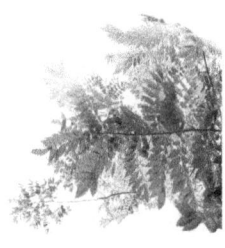

5.2
IHR INNERER RAUM

Haben Sie auch manchmal das Gefühl, von ganz weit her zurückzukommen, wenn Sie morgens aufwachen – selbst wenn Sie sich nicht daran erinnern können, wo Sie im Traum gewesen sind?

Nachdem ich von Arianna Huffington daran erinnert wurde, dass der innere Raum des Schlafes eine Energiequelle für Körper und Seele bietet, hatte ich mich sofort daran erinnert, dass ich früher gerne ins Bett ging. Dort war ich enthoben von allen Schwierigkeiten des Alltagslebens.

Konnte ich diesen Zustand des Gerne-ins-Bett-Gehens nicht wiederherstellen? Konnte ich vielleicht versuchen, mich mit diesem inneren Raum wieder neu zu verbinden? Das war im Grunde genommen gar nicht so schwer, wie sich dann herausstellte.

Sobald ich mich ins Bett gelegt hatte, begann ich, den Raum um mich herum zu untersuchen. Wie fühlte sich der Raum um mich in der Dunkelheit an? Ich fand, viel dichter als am Tag. Im Grunde genommen wie eine schützende Abgrenzung rings um das Bett herum. Und mir fielen Räume ein, die ich während diverser Hypnosesitzungen in meiner Vorstellung erschaffen hatte. Da war

- ein völlig weißer Raum ohne Ecken, in dem alles rund war und absolut angenehm,

- ein Wald, in dem ich auf einem Weg immer tiefer nach unten laufe, und

- ein Holzbalkon in der Nähe eines Wasserfalls inmitten üppiger tropischer Natur.

Konnte ich diese Räume nicht als Zwischenstationen nutzen auf dem Weg in den Schlaf-Raum? Ich war sehr verblüfft, wie einfach und angenehm diese Vorstellung ist, und gebe sie natürlich gerne an Sie weiter. Dazu müssen Sie übrigens keine Hypnosesitzungen absolviert haben.

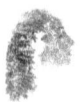

Powertipp:
Innerer Raum

Stellen Sie sich einen Ort vor, an dem Sie sich wohlfühlen und entspannen können: im Garten, am Strand, in den Bergen, auf einer Wiese – egal wo, Hauptsache, Sie fühlen sich dort wohl, sicher und geborgen und gehen gerne in Gedanken dorthin. Denken Sie beim Zubettgehen erst einmal einfach an diesen Ort und freuen Sie sich darauf.

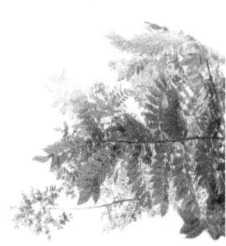

5.3

DAS KERNSTÜCK:
IHRE SCHLAFROUTINE

Die Schlafroutine ist die Gesamtheit aller Handlungen, die dafür sorgen, dass Sie einen guten Schlaf finden. In den Kapiteln 1 bis 4 haben Sie ja schon allerhand über die biologischen und psychischen Zusammenhänge des Schlafs erfahren. Hier nun stelle ich Ihnen das Grundgerüst Ihrer Schlafroutine vor, die das Wissen aus den vorangegangen Kapiteln in einer einfachen Handlungsabfolge umsetzt.

Tatsächlich erstreckt sich die Schlafroutine über den ganzen Tag, beginnt im Grunde genommen schon am Morgen, sobald Sie die Augen aufschlagen. Nun kommt es bereits darauf an, was Sie als Nächstes tun. Bleiben Sie im Bett liegen, stellen Sie vielleicht den Wecker 10 Minuten weiter, stellen Sie ihn 10 Minuten später noch einmal 10 Minuten weiter usw., bis Sie sich dann nach einer halben Stunde aus dem Bett quälen?

In Sachen Schlafroutine wäre das äußerst kontraproduktiv. *Stehen Sie gleich nach dem Aufwachen auf, machen Sie Licht, ziehen Sie die Vorhänge auf.* Am allerbesten wäre es, Sie gingen gleich nach draußen und bewegten sich dort. Grundsätzlich soll viel Licht auf Ihre Netzhaut fallen, denn dann wird Melatonin ab- und Serotonin aufgebaut, und Sie fühlen sich gleich viel fitter.

Bei dieser Gelegenheit wäre es äußerst sinnvoll, sich damit zu beschäftigen, wie Sie morgens in den Tag starten. Mit dem oben geschilderten Szenario kann ein Tag doch schon gar nicht mehr gut beginnen, das ist jedenfalls meine Meinung.

Einiges können Sie sich wirklich erleichtern. *Stellen Sie den Wecker so weit wie möglich vom Bett weg, damit Sie aufstehen müssen,* um ihn auszumachen. Und brauchen Sie wirklich einen Radiowecker?

Es ist ja jeder anders, aber ich fand das Gequatsche am Morgen ziemlich nervig, und wenn ich dann die Nachrichten gehört hatte, wollte ich meistens überhaupt nicht mehr in die Welt hinaus. Wie wäre es, sich stattdessen mit einem Musikstück wecken zu lassen, das Sie besonders mögen und Sie sanft oder schwungvoll in den Tag geleitet?

Mein ganz persönlicher Weckfavorit ist ein *Lichtwecker*, der das Aufstehen wirklich vollkommen anders gestaltet. Ein Lichtwecker simuliert zu einer vorher von Ihnen bestimmten Zeit einen Sonnenaufgang in langsamen Farbabstufungen von dunkelrot bis sehr hell, so dass Sie ganz ruhig und sanft in den Tag gebracht werden, auch in Kombination mit verschiedenen Geräuschen oder Radio. Das Licht soll auch die Serotonin- und Cortisolproduktion anregen, so dass Sie mehr Energie haben, wenn Sie aufstehen. Durch die langsame Steigerung des Lichts passt sich der Körper an, und Sie wachen auf, wenn es hell genug ist, und fahren nicht mehr einfach so aus dem Schlaf. Das Ganze funktioniert übrigens zum Einschlafen mit wunderbaren Sonnenuntergangssimulationen.

Lichtwecker gibt es in sehr unterschiedlichen Preisklassen. Ich war von dem Konzept des Lichtweckers so angetan, dass ich mir gleich ein

Wake-up-Light bestellt habe. Es kostet zurzeit etwas über 100 Euro. Aber es ist eine Anschaffung, die sich wirklich lohnt, preiswertere Modelle haben meist weniger Farbstufen und wirken dann nicht mehr so gut. Und auch hier gilt: Der Lichtwecker gehört nicht neben das Bett, sondern 2 bis 3 Meter entfernt. Er funktioniert dann immer noch genauso gut, wenn Sie den Wecker in Richtung Ihres Schlafplatzes drehen.

Übrigens sollten Sie sich angewöhnen, *möglichst immer zur gleichen Zeit aufzustehen und auch immer zur gleichen Zeit ins Bett zu gehen.* Es ist mir natürlich klar, dass sich das nicht zu hundert Prozent einhalten lässt, vor allem beim Zubettgehen. Denn natürlich sollen Sie nicht für den Rest Ihres Lebens auf kulturelle Abendveranstaltungen etc. verzichten müssen.

Was das Aufstehen angeht, haben Sie jedoch eine Wahl. Ich kann Ihnen versichern, dass Sie kurze Nächte viel besser überstehen können, wenn Sie am nächsten Tag einfach zur gewohnten Zeit aufstehen und abends auch zur gewohnten Zeit wieder ins Bett gehen – statt am nächsten Tag bis in die Puppen zu schlafen und dann am Abend nicht einschlafen zu können. Der menschliche Körper ist ein „Gewohnheitstier", das am besten funktioniert, wenn alles immer zur gleichen Zeit geschieht. Die innere Uhr ist unglaublich wichtig. Sie steuert nicht nur den Schlaf, sondern auch Verdauung, Körpertemperatur, Blutdruck und die Ausschüttung bestimmter Hormone.

2017 ging der Nobelpreis für Physiologie und Medizin an die drei Wissenschaftler Jeffrey C. Hall, Michael Rosbash und Michael W. Young, die schon im Jahr 1984 herausgefunden hatten, dass die innere Uhr von Lebewesen genetisch festgelegt ist (und es ist vollkommen egal, ob es sich um Menschen, Einzeller, Fruchtfliegen, Pilze, Insekten, Pflanzen oder Säugetiere handelt). Wenn diese innere Uhr gestört wird, erhöht sich das Risiko zu erkranken. Räumen Sie Ihrem gesunden und regelmäßigen Schlaf die oberste Priorität in Ihrem Leben ein. Sie werden sich wundern, wie schnell sich Ihr Leben dadurch verändert.

Apropos Veränderung: Je mehr Sie sich tagsüber bewegen, umso positiver wirkt sich dies natürlich auf Ihr Schlafverhalten aus. Falls Sie vergessen haben, warum das so ist, lesen Sie noch einmal in im Abschnitt 3.5 über körperliche Ursachen nach.

Von *Mittagsschläfchen* wird in Schlafratgebern meistens abgeraten. Ich selbst habe aber ausgesprochen gute Erfahrungen damit gemacht, mich mittags nach dem Mittagessen kurz hinzulegen. Meistens schlafe ich dann aber nicht richtig, sondern döse einfach nur ein bisschen vor mich hin und stehe nach 10 bis 15 Minuten wieder auf. Manchmal höre ich dabei zur Entspannung auch eine CD mit Meeresrauschen oder Waldgeräuschen. Probieren Sie einfach einmal aus, ob es Ihren Tag verbessert, wenn Sie sich nach dem Mittagessen kurz hinlegen. Die Betonung liegt aber definitiv auf *kurz*, denn wenn Sie dann ein paar Stunden lang schlafen, ist das eher kontraproduktiv.

Ansonsten sollten Sie Ihr Bett wirklich nur zum Schlafen nutzen. Dies bedeutet, dass *Fernsehen im Bett einfach tabu ist*. Verzichten Sie nach Möglichkeit auch darauf, sich sonst tagsüber auf dem Bett aufzuhalten.

Ein weiterer sehr wichtiger Punkt für die Schlafroutine ist die Uhrzeit, zu der Sie das letzte anregende Getränk zu sich nehmen können (vgl. Abschnitt 3.7.1). Hier müssen Sie unter Umständen experimentieren. Möglicherweise sind die allgemein verbreiteten Empfehlungen für Sie ungeeignet. Diese besagen, *dass man nach 16 Uhr keine koffeinhaltigen Getränke mehr trinken soll*. Wenn Sie sehr empfindlich sind, kann für Sie aber bereits 14 Uhr gelten.

Nach 18 Uhr *sollten Sie keine anstrengenden oder anregenden Sportarten mehr ausüben.* Wenn Sie aufgeputscht sind, kann dies Ihren Organismus daran hindern, herunterzufahren. Besser wären ruhige, entspannende Techniken wie Yoga, Qigong usw.

Das Abendessen sollten Sie spätestens um 19 Uhr einnehmen, idealerweise eine leichte Gemüsesuppe, die Ihr Verdauungssystem nicht belastet und auch die Leber schont. Aus dem gleichen Grund sollten Sie auch vor dem Fernseher *keine Snacks usw. futtern und auch keinen Alkohol trinken.* Vor allem Letzterer ist einfach Gift für Ihre Leber und kann daran schuld sein, wenn Sie nachts immer wieder aufwachen und/oder unter Hitzewallungen leiden. Lesen Sie gegebenenfalls noch einmal in Abschnitt 3.7.3 nach.

Nicht, dass ich Ihnen alle vermeintlich schönen Dinge des Lebens vermiesen möchte, aber Sie möchten ja wieder gut schlafen. Damit Sie dies erreichen können, müssen Sie einfach Konsequenzen ziehen, und zwar ohne Wenn und Aber.

Besonders wichtig ist auch das *Einläuten des Feierabends.* Hören Sie auf zu arbeiten und bereiten Sie sich auf den Abend vor. (Wann Sie das tun, liegt natürlich in Ihrem Ermessen und hängt von Ihrem Chronotyp der Eule oder Lerche ab.) Tun Sie Dinge, die Sie früher getan haben, als es noch keine Computer und Handys gab. Unterhalten Sie sich mit anderen Menschen, gehen Sie aus, lesen Sie ein Buch, machen Sie einen Spaziergang … Warum das wichtig ist? Computer, Handys und Fernseher strahlen blaues Licht aus, das wach macht. Je weniger Sie ihm am Abend ausgesetzt sind, umso besser werden Sie schlafen (vgl. Abschnitt 2.8.4).

Sie wissen natürlich selbst, dass Filme, die Sie aufregen, Ihren Schlaf stören werden. Es ist die Frage, ob es Ihnen das wert ist … Ich habe bereits erwähnt, dass Fernsehen generell im Bett absolut tabu sein sollte.

Es ist überaus sinnvoll, *zwischen 22 und 23 Uhr schlafen zu gehen* (sofern Sie kein Schichtarbeiter sind). Es geht darum, möglichst viel Zeit im Tiefschlaf zu verbringen, um am nächsten Morgen erholt aufzuwachen. Nach 3 Uhr morgens ist diese Möglichkeit verloren.

Es ist sinnvoll, sich ein kleines *Ritual für das Zubettgehen* zurechtzulegen, z. B. den Raum zu verdunkeln, den Strom aller Steckdosen im Raum abzuschalten, einschließlich des Computers, das Internetkabel zu ziehen und das Handy in einen anderen Raum zu legen – denn es gehört keinesfalls direkt neben das Bett! Falls das Handy im Raum bleiben muss, stellen Sie bitte den Flugmodus ein. Sorgen Sie auch dafür, dass Sie vom Bett aus auf keine Uhr sehen können. Das ist kontraproduktiv, wenn Sie nachts wach werden, und kann für völlig unnötigen Stress sorgen.

Außerdem kann es sinnvoll sein, sich vor dem Zubettgehen *einen Schlafanzug anzuziehen.* Früher war das noch gang und gäbe, heute haben sich Schlafbekleidung und Alltagskleidung ziemlich aneinander angepasst, z. B. indem das Oberteil des Schlafanzugs aus einem einfachen T-Shirt besteht. Manche Menschen nutzen deshalb einfach T-Shirts als Schlafanzug, andere gehen in Unterwäsche ins Bett.

Es gibt natürlich auch eine hygienische Komponente. Im Schlaf gibt der Körper Feuchtigkeit ab, zum Teil über den Atem, größtenteils über die Haut. Ohne Schlafanzug wandert die Feuchtigkeit direkt in die Bettwäsche und Matratze. Das kann dazu führen, dass sich auf der Unterseite der Matratze Stockflecken bilden, wenn die Matratze nicht ausreichend Zeit zum Trocknen gehabt hat.

Ich finde, es hilft dem Ritualcharakter des guten Zubettgehens, sich einen richtigen Schlafanzug anzuziehen, der auch wie ein Schlafanzug aussieht. Aber das müssen Sie natürlich selbst ausprobieren, ob dies Ihnen hilft.

Vielleicht vertiefen Sie sich sogar auch noch in ein paar Seiten angenehme Bettlektüre – aber keinesfalls in Krimis oder Thriller, die Sie in Spannung versetzen.

Jetzt kann der Schlaf kommen …

Wenn es in Ihrem Schlafzimmer zu hell ist, probieren Sie es mit dem *Anlegen einer Augenbinde*. Dies kann jedoch nur eine kurzfristige Lösung sein. Langfristig sollte es in Ihrem Schlafzimmer dunkel (wirklich dunkel!) sein. Dies hat einen positiven Einfluss auf die Qualität Ihres Schlafes.

Das sind die wichtigsten Punkte zur Schlafroutine, möglicherweise aber nicht alle. Vielleicht haben Sie noch den ein oder anderen Punkt, den Sie selbst ergänzen möchten. Im Anschluss finden Sie die Schlafroutine in übersichtlicher tabellarischer Form dargestellt.

Übersicht über die wichtigsten Punkte der Schlafroutine		
Wann	**Was**	**Warum**
Morgens	Stehen Sie immer zur gleichen Zeit auf	
Sofort nach dem Aufwachen	Stehen Sie sofort auf, machen Sie Licht, ziehen Sie die Vorhänge auf, gehen Sie möglichst nach draußen und bewegen Sie sich dort	So sorgen Sie dafür, dass Ihr Serotoninspiegel steigt

DIE GEHEIMNISSE DES GESUNDEN SCHLAFS

Tagsüber	Sorgen Sie für ausreichend Bewegung	Das wirkt sich positiv auf Ihr Schlafverhalten aus
14:00–16:00 Uhr	Trinken Sie jetzt Ihre letzte Tasse Kaffee oder grünen und schwarzen Tee	Je nach Empfindlichkeit kann die Wirkung anregender Getränke Stunden anhalten
Ab 18:00 Uhr	Nach 18 Uhr sollten Sie keine anregenden Sportarten mehr betreiben, sondern sich eher an entspannende, ruhige Techniken wie Yoga, Qigong usw. halten	Ihr Organismus soll am Abend eher „heruntergefahren" werden als aufgeputscht, nur so kann er sich auf den Schlaf vorbereiten
Spätestens 19:00 Uhr	Essen Sie eine leichte Abendmahlzeit, ideal sind einfache Gemüsesuppen	So sorgen Sie dafür, dass Ihr Körper nicht mit schwierigen Verdauungsprozessen
Abends	Trinken Sie keinen Alkohol	Alkohol ist für die Leber Schwerstarbeit
Abends	Knabbern Sie nicht vor dem Fernseher	Damit tun Sie Ihrer Leber ebenfalls etwas Gutes
20:00 Uhr	Läuten Sie Ihren Feierabend ein, lassen Sie den Tag ruhig ausklingen, bereiten Sie sich auf den Abend vor. Idealerweise verbringen Sie diese Zeit nicht vor dem Computer, Handy oder Fernseher, sondern mit anderen Menschen, einem Buch oder draußen; besonders schön ist ein Abendspaziergang	Computer, Fernsehen und Handys strahlen blaues Licht aus, das wach macht

22:00	Stöpseln Sie alle nicht benötigten technischen Geräte in Ihrem Schlafzimmer aus, vor allem den Computer! Legen Sie Ihr Handy in einen anderen Raum, und keinesfalls neben Ihr Bett. Oder schalten Sie es in den Flugmodus. Betrachten Sie dies als ein Zubettgehritual	Ein Zubettgehritual bereitet Sie mental auf den Schlaf vor
	Sorgen Sie dafür, dass es in Ihrem Schlafzimmer wirklich dunkel ist	Die Melatoninausschüttung wird beeinträchtigt, wenn es nicht dunkel genug ist

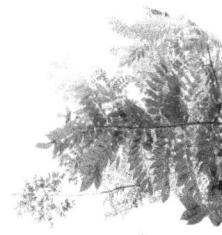

5.4

KLOPFAKUPRESSUR
BEI SCHLAFLOSIGKEIT

Ich hatte Ihnen in Abschnitt 1.5.2 eine einfache Methode zum Stressabbau versprochen: die Klopfakupressur. Sie können sich die Klopfakupressur vorstellen, wie eine Art psychologische Akupunktur, nur dass statt Nadeln die Finger verwendet werden. Diese Klopftechnik eignet sich also sehr gut zur Selbsthilfe, denn Sie können sie fast immer und überall anwenden, weil Sie tatsächlich nichts anderes benötigen als Ihre Finger.

Das Tolle an der Klopfakupressur ist, dass man sie auf verschiedenen Ebenen verwenden kann:

1. Sie können sie in ganz akuten Stresssituationen verwenden, um sich wieder zu beruhigen.

2. Sie können damit Glaubenssätze und Verhaltensmuster auflösen, die Ihnen Stress bereiten.

3. Sie können damit wunderbar thematisch arbeiten (Glaubenssätze und Verhaltensmuster zu einem bestimmten Themenkomplex auflösen).

Probieren Sie die Klopfakupressur am besten selbst aus. Im Internet finden Sie einen Clip mit der folgenden Übung unter:

https://youtu.be/KuhatDbLBoI

Alternativ können Sie die Übung auch mit der Bildanleitung durchführen.

ÜBUNG

1. Schritt

Zu Übungszwecken schlage ich das Übungsproblem vor: „Ich kann nicht so gut atmen."

2. Schritt

Bitte atmen Sie einmal tief ein und aus. Bewerten Sie Ihren Atem auf einer Skala von 1 bis 10 (1: Ich bekomme nur ganz schlecht Luft, 10: Ich habe mein ganzes Lungenvolumen benutzt).

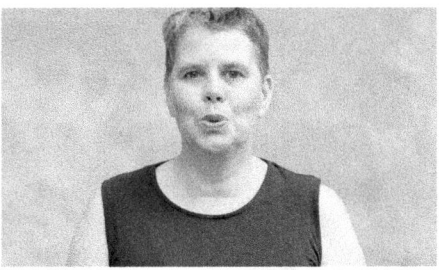

3. Schritt

Bitte reiben Sie die Stelle der Brust, an der Sie eine Brosche oder einen Orden anstecken würden, und sagen Sie dabei 3 Mal: „Auch wenn ich diese eingeschränkte Atmung habe, liebe und akzeptiere ich mich voll und ganz."

„Auch wenn ich diese eingeschränkte Atmung habe, liebe und akzeptiere ich mich voll und ganz."

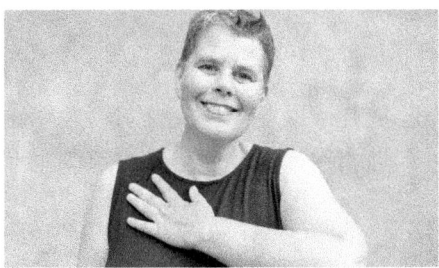

„Auch wenn ich diese eingeschränkte Atmung habe, liebe und akzeptiere ich mich voll und ganz."

4. Schritt

Klopfen Sie mit zwei Fingern der einen Hand (welche ist egal) ca. 7 Mal sanft die unten beschriebenen Punkte und benennen bei jedem Punkt das Problem nur noch in Kurzform: „Eingeschränkte Atmung."

- Augenbraue innen
„Eingeschränkte Atmung"

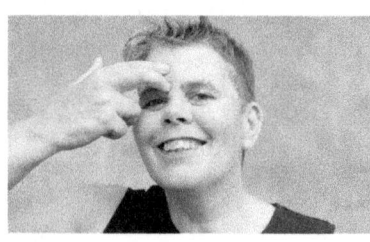

- Neben dem Auge
„Eingeschränkte Atmung"

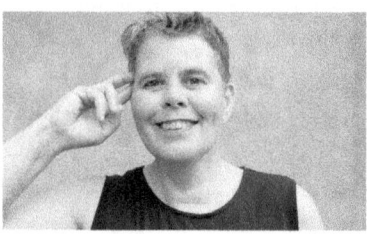

- Unter dem Auge
„Eingeschränkte Atmung"

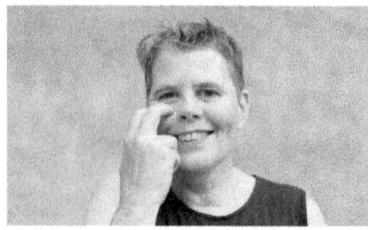

- Unter der Nase

„Eingeschränkte Atmung"

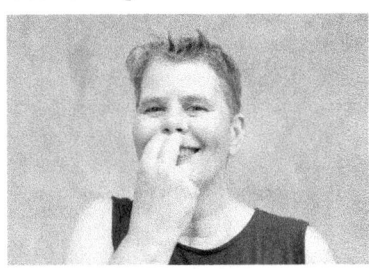

- Kinn

„Eingeschränkte Atmung"

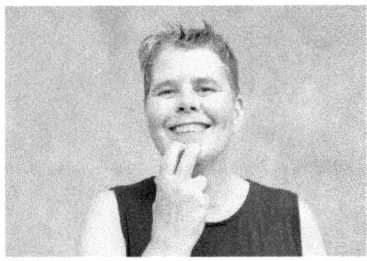

- Schlüsselbein

„Eingeschränkte Atmung"

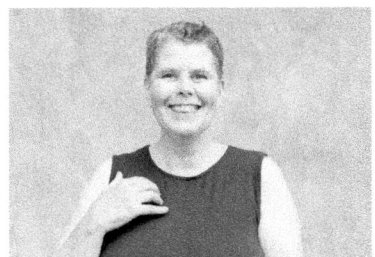

- Unter dem Arm
„Eingeschränkte Atmung"

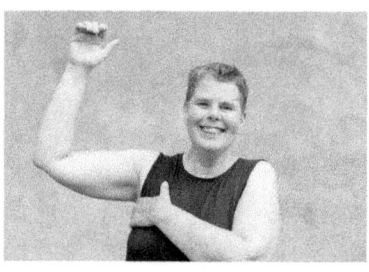

- Daumen
„Eingeschränkte Atmung"

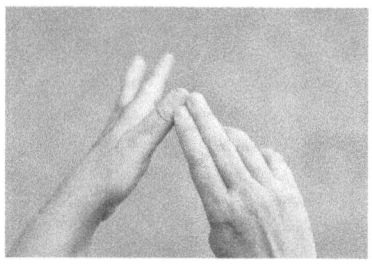

- Zeigefinger
„Eingeschränkte Atmung"

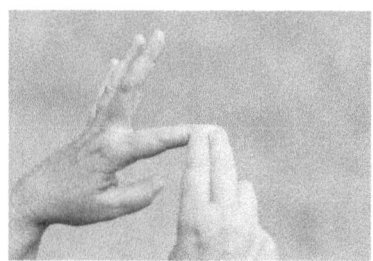

- Mittelfinger

„Eingeschränkte Atmung"

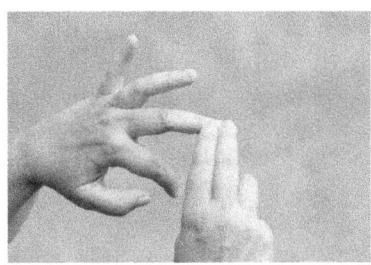

- Kleiner Finger

„Eingeschränkte Atmung"

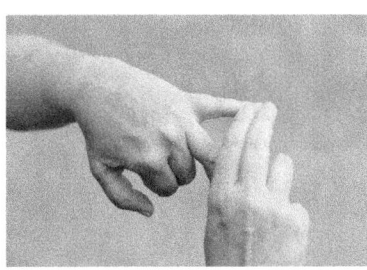

- Gammut- oder Serienpunkt (Vertiefung zwischen Ringfinger und kleinem Finger)

„Eingeschränkte Atmung"

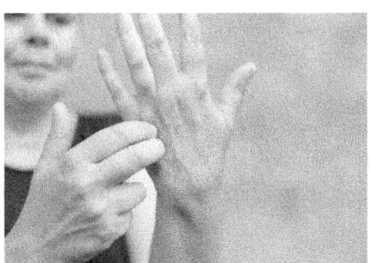

* Karatepunkt (Handkante)
„Eingeschränkte Atmung"

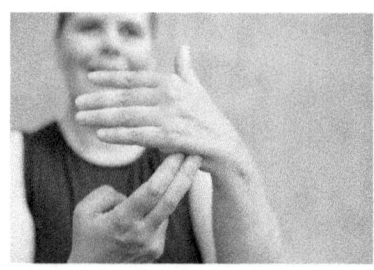

5. Schritt

Atmen Sie noch einmal tief ein und aus. Bewerten Sie wieder Ihren Atem auf einer Skala von 1 bis 10 (1: Ich bekomme nur ganz schlecht Luft, 10: Ich habe mein ganzes Lungenvolumen benutzt).

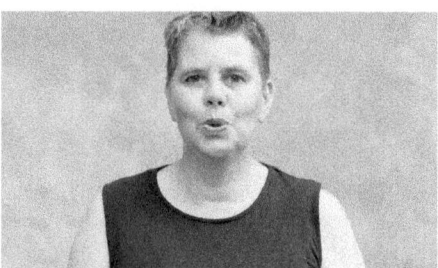

Haben Sie eine Veränderung an Ihrer Atmung bemerkt? Viele Menschen erleben bei dieser kleinen Übung schon eine Veränderung. Manchmal wird die Atmung tiefer, oder sie fühlen sich entspannter. Bei manchen Menschen funktioniert diese Übung nicht, das bedeutet keinesfalls, dass die Klopfakupressur dann nicht wirkt – zur Wirkungsweise komme ich später.

Halten wir einmal fest, dass nur sehr wenige Schritte notwendig sind, um die Klopfakupressur anzuwenden. Im Beispiel dieser Übung waren es fünf Schritte:

1. **Sie formulieren einen Stresssatz.**
2. **Sie bestimmen den Stresswert für diesen Satz.**
3. **Setup – Sie stimmen sich auf das Problem ein.**
4. **Sie klopfen die Meridianpunkte.**
5. **Sie atmen tief aus und überprüfen den Stresswert.**

Diese fünf Schritte stellen sozusagen das Basisrezept der Klopfakupressur dar. Die fünf Schritte sind absolut notwendig, wenn Sie ein körperliches Problem klopfen (wie in unserem Beispiel die Atmung), damit Sie immer die sofortige Wirkung überprüfen können. Sie würden diese fünf Schritte ebenfalls verwenden, wenn Sie Kopf- Magen- oder Rückenschmerzen oder ein ähnliches Problem körperlicher Natur klopfen, das aktuell vorhanden ist. Sie würden dann so lange klopfen, bis sich das körperliche Problem entweder aufgelöst hat oder weniger akut ist.

Ich verwende übrigens die Skala zur Stresswertbestimmung immer im Sinne von kleine Zahl = wenig, große Zahl = viel. Wenn Ihnen das unlogisch erscheint, können Sie sie gerne andersherum verwenden.

Empathischen oder hochsensiblen Menschen fällt es häufig schwer, sich zu entscheiden, daher verwende ich die Skala ohnehin nur noch bei körperlichen Schwierigkeiten. Das heißt: Wenn Sie einen Glaubenssatz oder ein Verhaltensmuster auflösen wollen, also etwas, was immer vorhanden ist (auch wenn es nur dann und wann zum Vorschein kommt), kann der Prozess auf drei Schritte reduziert werden:

1. Sie formulieren einen Stresssatz.
2. Setup – Sie stimmen sich auf das Problem ein.
3. Sie klopfen die Meridianpunkte.

Um einen Satz aufzulösen, klopfen Sie diesen Satz täglich 3 bis 4 Runden über einen Zeitraum von 14 Tagen. Dann verändert sich etwas: Entweder löst sich das Problem auf, verändert sich, oder Sie erhalten einen Impuls, wie es danach weitergehen kann, wo die Ursache liegen könnte etc. Wenn Sie ungeübt sind, ist es wirklich sinnvoll, erst einmal mit einem einzigen Satz zu beginnen.

Manchen Menschen fällt es schwer zu sagen: „... liebe und akzeptiere ich mich voll und ganz." Sie können diesen Satz nach Belieben umformen. Denkbar ist z. B. auch „... bin ich gut" oder „... ist alles gut", „... bin ich in Sicherheit", „... kann ich schlafen" usw. Probieren Sie doch einfach einmal verschiedene Formulierungen aus. Sie können diese auch von Satz zu Satz abwandeln.

Auch wenn sich die Wirkung der Klopfakupressur magisch anfühlen kann, hat sie doch einen ganz konkreten biologischen Hintergrund:

Auf der ganzen Hautoberfläche gibt es sensorische Rezeptoren, die Mechanorezeptoren, die mechanische Stimuli wahrnehmen, umwandeln und an das zentrale Nervensystem senden. Beim Klopfen werden Akupunkturpunkte benutzt, welche mit besonders vielen Mechanorezeptoren ausgestattet sind und intensive neuronale Verbindungen zu den Arealen im Gehirn haben, die besonders an psychischen Verarbeitungsprozessen beteiligt sind: das limbische System (mit Hypothalamus, Amygdala, Hippocampus) sowie der präfrontale Cortex.

2005 stellte Dr. Ruden die Hypothese auf,[65] dass das Klopfen durch aufsteigende Pfade über den Thalamus einen Serotoninausstoß bewirkt. Um den Botenstoff Serotonin, der aufgrund seiner stimmungsaufhellenden Wirkung im Volksmund auch „Glückshormon" genannt wird, ging es in diesem Buch ja schon mehrfach.

Das Serotonin wirkt auf biochemische Prozesse im Gehirn ein, bei denen auch die Neurotransmitter GABA und Glutamat eine wichtige Rolle spielen. Vor allem ist Serotonin entscheidend, wenn es um den Schlaf geht, denn wenn der Körper nicht genug Serotonin hat, kann er keine ausreichende Menge des Schlafhormons Melatonin herstellen. Mit der Klopfakupressur können Sie dafür sorgen, dass Ihr Serotoninspiegel ansteigt. Und Sie benötigen dazu nichts weiter als Ihre Finger!

Sie können mit der Klopfakupressur auch den Stress beeinflussen, der Sie am Schlafen hindert und das Gedankenkarussell nicht zur Ruhe kommen lässt.

Schauen wir uns als Beispiel noch einmal Michael an, den Sie in Abschnitt 4.1 kennengelernt haben. Als Kind hat er gelernt, dass er offenbar nichts richtig machen kann, und hat diese Überzeugung verinnerlicht. Auch Auseinandersetzungen mit seiner Partnerin drehen sich häufig um dieses Thema. In Abschnitt 4.2 habe ich beschrieben, wie Michael im Bett in eine Stressspirale geraten kann, die garantiert zu einer kurzen, äußerst anstrengenden Nacht führen wird. Anhand von Michaels Beispiel zeige ich Ihnen, wie Sie das Problem einkreisen und einen Klopfsatz finden können. Dabei nähere ich mich Michaels Schwierigkeiten aus verschiedenen Blickwinkeln und benenne verschiedene Problembereiche:

1. die anstehende Präsentation am nächsten Tag,
2. die Partnerschaft,
3. den Schlaf an sich.

 Powertipp:
Klopfakupressur

Bevor Sie sich ernsthaft ans Klopfen machen, sollten Sie unbedingt ausprobieren, wie die Klopfakupressur auf Sie wirkt. Manche Menschen werden durch das Klopfen schläfrig und müde. Dann ist es kein Problem, direkt vor dem Schlafengehen zu klopfen.

Andere bekommen dadurch hingegen einen Energieschub. Falls dies bei Ihnen der Fall sein sollte, sollten Sie keinesfalls vor dem Schlafengehen klopfen, sondern am besten morgens.

Ich lege Ihnen außerdem dringend ans Herz, sich ein tägliches Klopfritual einzurichten, also am Besten immer zur gleichen Tageszeit zu klopfen. Betrachten Sie es wie ein kleines

Selbstlieberitual. Klopfen entspannt natürlich immer. Aber den Stress aus bestimmten Themen herauszulösen funktioniert nur, wenn Sie täglich klopfen.

ÜBUNG

Schreiben Sie auf, welches Problem Sie zurzeit am meisten belastet.

Michael:

1. Ich kann nicht einschlafen, weil ich Angst vor der Präsentation morgen habe.

2. Ich kann nicht einschlafen, weil mich diese Auseinandersetzungen mit meiner Partnerin belasten.

3. Ich kann nicht einschlafen, weil ich schon total gestresst bin bei dem Gedanken, dass ich gut schlafen muss, damit ich morgen ausgeschlafen bin.

Ihre Sätze:

Ich kann nicht schlafen, weil

....

....

....

....

....

....

....

Was belastet Sie daran besonders?

Michael:

1. Ich habe Angst, eine schlechte Figur abzugeben.
2. Ich habe das Gefühl, den Ansprüchen meiner Partnerin nicht zu genügen.
3. Wenn ich nicht ausgeschlafen bin, bin ich am nächsten Tag müde.

Ihre Sätze:

....

....

....

....

....

Was ist Ihre schlimmste Befürchtung?

Michael:

1. Ich verhaspele mich, und keiner hört mir zu.
2. Ich habe Angst, nicht mehr als Mensch wahrgenommen zu werden.
3. Ich habe Angst, nicht oder nur wenig zu schlafen.

Ihre Sätze:

....

....

....

....

....

Wie würden Sie sich fühlen, wenn Ihre schlimmste Befürchtung einträte?

Michael:

1. Ich würde mich wie ein Versager fühlen.
2. Ich würde mich ungeliebt und wie ein Versager fühlen.
3. Ich hätte das Gefühl, meinem Alltag nicht mehr gewachsen zu sein.

Ihre Sätze:

....

....

....

....

Jetzt sind wir schon fast bei den Klopfsätzen angelangt. Michael könnte z. B. folgende Sätze klopfen:

1. Auch wenn ich mich wie ein Versager fühle, bin ich in Sicherheit.
2. Auch wenn ich mich ungeliebt und wie ein Versager fühle, liebe und akzeptiere ich mich voll und ganz.
3. Auch wenn ich das Gefühl habe, meinem Alltag nicht mehr gewachsen zu sein, ist alles gut.

Ihre Sätze:

....

....

....

....

....

Suchen Sie sich bitte einen Satz heraus und klopfen Sie diesen Satz 14 Tage lang, einmal täglich 3 bis 4 Runden lang. Das dauert wirklich nicht mehr als 2 bis 5 Minuten. Nach ca. 14 Tagen gibt es dann eine Veränderung. Wie die aussehen kann, ist völlig unterschiedlich. Achten Sie nach ca. 14 Tagen auf Veränderungen in Ihrem Leben. (Diese können auch in Bereichen auftreten, die Sie gar nicht beklopft haben.)

Nehmen Sie sich so einen Satz nach dem anderen vor. Klopfen Sie möglichst nicht mehr als einen Satz auf einmal, denn sonst laufen Sie Gefahr, die Veränderungen aus dem Blick zu verlieren.

Außerdem hat die Klopfakupressur grundsätzlich einen aufdeckenden Charakter. Wenn Sie zu viele „Fässer auf einmal öffnen", könnten Sie Gefahr laufen, sich binnen Kurzem in ein emotionales Chaos zu klopfen, und das wäre vermutlich genau das Gegenteil von dem, was Sie erreichen möchten.

Die Klopfakupressur kommt ziemlich skurril daher, das ist mir durchaus bewusst. Beachten Sie jedoch bitte, dass Sie durch das Klopfen die Erlebnisverarbeitung im Gehirn beeinflussen, was Körper und Geist als anstrengend und intensiv erleben können. Seien Sie also vorsichtig und übertreiben Sie es nicht. Sie können nicht über Nacht ein anderer Mensch werden.

Letzten Endes geht es beim Klopfen auch immer darum zu lernen, sich selbst zu akzeptieren und zu lieben. Diese Prozesse benötigen jedoch ihre Zeit.

Wenn Sie mehr zum Thema Hochsensibilität und Klopfen wissen möchten, empfehle ich Ihnen mein Buch „EFT – Klopftechnik für Hochsensible". Dort finden Sie genaue Anleitungen, wie Sie gezielt Schwierigkeiten beklopfen können, die sich aus der besonderen Reizempfindlichkeit ergeben können.

Es gibt natürlich noch viele andere Ansatz- und Vorgehensweisen in Sachen Klopftechnik. Wenn Sie sich im Internet ein wenig umsehen, werden Sie schnell bemerken, dass es viele unterschiedliche Klopfmethoden gibt, die alle unter energetischer Psychologie zusammengefasst sind.

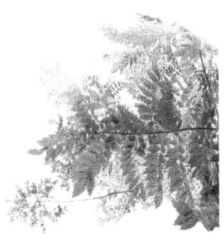

5.5
NATÜRLICHE SCHLAFMITTEL

Neben der Klopfakupressur gibt es auch noch andere natürliche Methoden, Schlaf zu finden.

Zu meinen Schlafritualen gehörte jahrelang ein Gutenachttee aus Baldrian, Hopfen und Lavendel. Heute würde ich den übrigens nicht mehr direkt vor dem Schlafengehen trinken, weil ich weiß, dass ich dann mitten in der Nacht raus muss ... Aber nichts spricht gegen einen Schlaftee, der mit ausreichend Zeit vor dem Zubettgehen genossen wird.

Baldrian

Baldrian ist das klassische Schlafmittel schlechthin und wird schon seit Urzeiten gegen Schlafstörungen verwendet. Man kann es als Tee, Badezusatz oder Tinktur einsetzen.

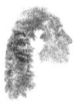 Powertipp:
Baldrianrezepte

Als Tee: 1 TL getrocknete Baldrianwurzel mit 150 ml heißem Wasser übergießen und 15 Minuten ziehen lassen

Als Badezusatz: 100 g Baldrianwurzel in 2 Liter heißem Wasser aufkochen lassen, 30 Minuten ziehen lassen und dann ins Badewasser geben.

Als Tinktur: Die Wurzel in kleine Stücke schneiden und in ein dunkles, verschließbares Glas geben. Mit (mindestens 40 %) Alkohol aufgießen, an einen dunklen Platz stellen und 2 Mal täglich schütteln. Flüssigkeit nach 5 Tagen abgießen und in ein dunkles Glas geben. Vor dem Schlafengehen einen TL der Tinktur nehmen.

Lavendel

Lavendel hat wunderbare Eigenschaften: u. a. wirkt er beruhigend, und eignet sich daher hervorragend zur Therapie von Schlafstörungen, innerer Unruhe, nervöser Erschöpfung. Es gibt sogar eine Studie aus dem Jahr 2014, die eine beruhigende Wirkung von Lavendelöl bei Angststörungen belegt.[66]

Hopfen

Auch Hopfen hat eine beruhigende und angstlösende Wirkung, weshalb er häufig zusammen mit Baldrian in Schlaftees verwendet wird. Hopfen kann aber noch mehr: Er wirkt antibakteriell, tonisierend, schmerzstillend, blutreinigend, entzündungshemmend und kann daher auch bei Verdauungsproblemen wie nervösen Magenbeschwerden, Darmkrämpfen und Appetitlosigkeit eingesetzt werden. Ein Tee kann sowohl aus frischen Hopfenzapfen als auch aus Hopfenblüten zubereitet werden. Allerdings können frische Hopfenzapfen Allergien auslösen.

Passionsblume

Die entspannende und krampflösende Wirkung der Passionsblume (Passiflora) ist wissenschaftlich belegt.[67] Die Passionsblume wurde 2011 zur Arzneipflanze des Jahres gewählt. Sie enthält eine einmalige Kombination aus ätherischen Ölen und Flavonoiden (sekundäre Pflanzenstoffen), natürliche Antioxidantien. Die Passionsblume beruhigt, entspannt, lindert nervöse Anspannung und Angst – und wirkt daher gut gegen Schlafstörungen.

Melisse

Hildegard von Bingen war der Ansicht, dass die Melisse das Herz freudig mache. Melisse hat eine lange Geschichte als Heilpflanze, schon im Mittelalter setzte man sie bei Herzbeschwerden ein. Melisse hilft auch gut bei Magenschleimhautentzündungen, Blähungen, Menstruationsbeschwerden, Nervosität, Unruhe, Ängstlichkeit, Anspannung und Abgespanntheit – sowie bei Einschlafproblemen. Noch dazu hebt Melisse die Stimmung. (Ich habe jahrelang Melissentee getrunken, wenn ich einmal eine Aufmunterung brauchte)!

Haferurtinktur

Hafer kann man nicht nur essen, sondern auch in anderer Form zu sich nehmen, z. B. als Urtinktur. Dabei wird der Ausgangstoff mit einer Trägersubstanz (Alkohol und/oder Wasser) vermischt. Die Mischung zieht einige Zeit und wird filtriert. Hafertinktur wirkt gut bei seelischer Überforderung und akuten sowie chronischen Erregungs-, Spannungs- und Angstzuständen,

z. B. bei stressbedingten funktionellen Herz-rhythmusstörungen und Schlafstörungen. Die Haferurtinktur eignet sich auch als Stärkungs- und Kräftigungsmittel für die Nerven und zur Steigerung der Leistungsfähigkeit, allerdings kann es eine kleine Weile dauern, bis sie ihre Wirkung entfaltet.

Johanniskrauttinktur

Von Johanniskraut haben Sie vermutlich schon einmal gehört. Es gilt als bestes pflanzliches Mittel gegen Depressionen und soll sogar besser wirken als chemische Antidepressiva. Johanniskraut wurde in sehr vielen Studien erforscht.

Johanniskrauttinktur kann den Serotoninspiegel erhöhen. Wenn Ihnen die Einnahme von Tryptophan oder 5-HTP suspekt ist, können Sie daher auf Johanniskrauttinktur zurückgreifen. Bitte klären Sie die Einnahme mit Ihrem Arzt ab, wenn Sie Serotonin-Wiederaufnahmehemmer (SSRI) nehmen oder an einer bipolaren Störung leiden. Man kann es mit der Serotoninaufnahme nämlich durchaus auch übertreiben. Johanniskrauttinktur ist nicht rezeptpflichtig.

Tryptophan

Mit Tryptophan, bzw. einem vorliegenden Tryptophanmangel haben wir uns schon in Abschnitt 3.8.4 beschäftigt. Die Einnahme der Aminosäure Tryptophan kann sehr sinnvoll sein (wenn es mit der Aufnahme von genügend Tryptophan durch Nahrung nicht klappt), um den Serotoninspiegel und damit später den Melatoninspiegel zu erhöhen. Auch hier gibt es reichlich Studienmaterial.[68] Man kann sich vielleicht darüber streiten, ob synthetisch hergestellte Aminosäuren natürliche oder synthetische Mittel sind. Ich finde, dass sie einfach hier passen – und ich möchte Sie unbedingt ermutigen, zuerst eine Schlafroutine einzuführen, bevor Sie etwas anderes probieren. Möglicherweise hat sich dann die Einnahme irgendwelcher Mittel bereits erledigt.

Tryptophan ist in Deutschland nicht rezeptpflichtig. Bitte beachten Sie, dass es natürlich sein kann, dass Tryptophan in Ihrem Fall nicht das Richtige ist, Sie es nicht vertragen oder es mit anderen Mitteln interagiert, die Sie einnehmen. Sollten Sie den Eindruck haben, dass es Ihnen nicht bekommt, setzen Sie es bitte wieder ab.

5-HTP

Mit der Einnahme von 5-HTP kann man die eigene Serotoninproduktion unabhängig vom im Körper vorhandenen Tryptophan ankurbeln.

Eine Studie aus dem Jahr 1980 ergab, dass von 99 sehr stark depressiven Patienten die Hälfte mit 5-HTP ohne Nebenwirkungen von den Depressionen geheilt wurden.[69] Es soll auch bei der Linderung von Fibromyalgiesymptomen helfen. 5-HTP wird aus einer afrikanischen Bohne hergestellt und ist frei verkäuflich. Aber auch hier gilt, dass es zu Wechselwirkungen kommen kann mit Medikamenten, die den Serotoninstoffwechsel beeinflussen. Bei Schwangerschaft und vor Operationen sollten Sie kein 5-HTP einnehmen. Bei Menschen mit Down-Syndrom kann es eventuell Anfälle auslösen.

Melatonin

Natürlich ist es auch möglich, gleich Melatonin einzunehmen. Aber damit bringen Sie sich um die guten Gefühle, die mit einer Steigerung des Serotoninspiegels verbunden sind, und das wäre doch schade.

So oder so kann aber die Einnahme eines Mittels immer nur eine kurz- und niemals eine langfristige Lösung sein. Wenn Sie unter Schlafstörungen leiden, ist das ein Zeichen dafür, dass etwas nicht stimmt. Finden Sie heraus, was Ihnen den Schlaf raubt, und ändern Sie es.

Ich wünsche Ihnen dabei viel Erfolg!

Monika Richrath

www.eft-fuer-hochsensible-menschen.de

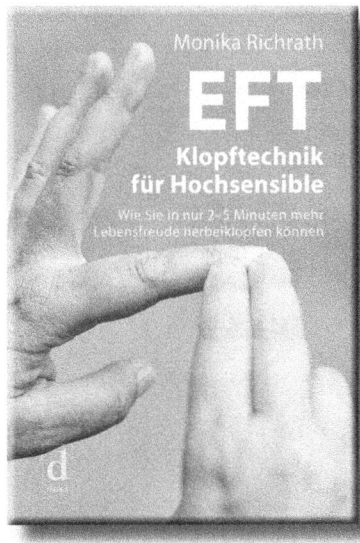

Monika Richrath

EFT Klopftechnik für Hochsensible

Wie Sie in nur 2–5 Minuten mehr Lebensfreude herbeiklopfen können

Maße: 14.8 x 21.0 x 1.6 cm
Gewicht: 290g
Bindung: Softcover
ISBN: 978-3-9817975-4-1

Stress aufgrund von Hochsensibilität einfach wegklopfen

Hochsensibilität beeinflusst alle Lebensbereiche: Eine allgemeine Anfälligkeit für Stress, Erschöpfung und Überforderung, geringere Belastbarkeit, die Suche nach Perfektion und ein Isolationsgefühl sind nur einige typische Schwierigkeiten, die häufig dafür verantwortlich sind, dass der Stresspegel immer weiter steigt. Dabei ist es ganz einfach, aus der Stressspirale auszusteigen. Alles, was Sie dazu brauchen, sind Ihre Finger und die EFT-Klopftechnik!

Monika Richrath, hochsensible EFT-Coach und Trainerin, zeigt Ihnen in diesem Ratgeber, wie Sie typische Schwierigkeiten bei Hochsensibilität mit der EFT-Klopftechnik ganz einfach auflösen und sich in ein völlig neues Lebensgefühl hineinklopfen können. Der Zeitaufwand, den Sie dafür benötigen, ist minimal: Nur zwei bis fünf Minuten am Tag reichen aus, um langfristig besser mit Hochsensibilität umgehen zu können.

Bezugsquellen

Organuhr:
http://die-organuhr.de/
https://www.bach-blueten-portal.de/bachblueten-blog/organuhr-so-profitierst-du-im-alltag-von-der-organuhr/

Raumentstörung:
Baubiologische Untersuchung und Neutralisation
Internationales Institut Geo-Baubiologie
Dieter Schäfer
Lensbachstr. 40 und 47
52159 Rott bei Aachen
www.geobaubiologie.de

Magnetfeldgeräte:
https://www.ams-ag.de/unsere-produkte/heimbedarf/kleingeraete/medisendr.html

Diverse Geräte:
http://umweltanalytik.com/

Abschirmung:
https://www.yshield.com/

HPU-Online Test:
http://www.keac.de/hpu/online-fragebogen.html

Quellenverzeichnis

1   Arianna Huffington, Die Schlafrevolution, Plassen, Börsenbuchverlag, 2016, Kulmbach

2   Florian Opitz, Speed - Auf der Suche nach der verlorenen Zeit, https://www.randomhouse.de/ebook/SPEED-Auf-der-Suche-nach-der-verlorenen-Zeit/Florian-Opitz/Riemann/e357822.rhd (Mit freundlicher Genehmigung des Randomhouse Verlages)

3   Florian Opitz, Speed - Auf der Suche nach der verlorenen Zeit, https://www.randomhouse.de/ebook/SPEED-Auf-der-Suche-nach-der-verlorenen-Zeit/Florian-Opitz/Riemann/e357822.rhd (Mit freundlicher Genehmigung des Randomhouse Verlages)

4   Von Benutzer: Wowo2008 - Eigene Datei, CC BY-SA 3.0, https://de.wikipedia.org/w/index.php?curid=9740665

5   https://upload.wikimedia.org/wikipedia/commons/3/36/Schlafstadien_einer_nacht.png

6   http://www.dgsm.de/downloads/veranstaltungen/tag_des_schlafes2016/Pressetext%20%20Die%20Deutschen%20fahren%20im%20Schlaf%20%C3%BCb%20we%2002_06_2016.pdf

7   https://www.welt.de/politik/deutschland/article153229677/Wie-permanente-Schlaflosigkeit-zur-Gefahr-wird.html

8   http://traeumen.org/traumforschung/studie-why-sleep-matters-oekonomische-auswirkung-von-schlafmangel

9   http://journals.plos.org/plosone/article?id=10.1371/journal.pone.0182195

10   https://www.ncbi.nlm.nih.gov/pubmed/20371664

11   https://www.ncbi.nlm.nih.gov/pubmed/20357381

12   http://www.pnas.org/content/early/2013/02/20/1217154110?sid=6fc5e67c-d346-4354-9beb-3abaa4d2d8e7

13   http://cancerres.aacrjournals.org/content/early/2014/01/18/0008-5472.CAN-13-3014

14   https://www.cmu.edu/homepage/health/2009/winter/not-sleeping.shtml

15   https://www.aerzteblatt.de/nachrichten/51125/Schlafmangel-gefaehrdet-Impfstoffwirkung

16   https://www.welt.de/gesundheit/article161777721/Unser-Gehirn-schrumpft-warum-das-ein-Glueck-ist.html

17 http://www.einfach-gesund-schlafen.com/schlafstoerungen/entgiftung-des-gehirns-im-schlaf

18 https://www.ncbi.nlm.nih.gov/pubmed/24647961

19 C. Benedict et al., Acute sleep deprivation increases serum levels of neuron-specific enolase (NSE) and S100 calcium binding protein B (S-100B) in healthy young men. SLEEP, December 2013

20 https://academic.oup.com/aje/article/177/10/1027/101677

21 https://www.ncbi.nlm.nih.gov/pubmed/28796676

22 https://www.ajog.org/article/S0002-9378(04)00574-5/abstract

23 https://academic.oup.com/sleep/article-abstract/41/5/zsy032/4845543?redirectedFrom=fulltext

24 https://www.umweltbundesamt.de/themen/gesundheit/belastung-des-menschen-ermitteln/umwelt-survey/umwelt-surveys-1985-bis-2006/kinder-umwelt-survey-2003-bis-2006#textpart-1

25 Dipl.-Ing. Dr. Dr. Andreas Varga, Universität Heidelberg: „Molekularbiologischer Nachweis über die biologische Wirkung elektromagnetischer Felder und Strahlen"; Prof. Dr. Ronald Grossarth-Maticek, Institut für Präventive Medizin Heidelberg, für die Universität der Vereinten Nationen: „Elektrosmog in Fernsehstudios und die hohe psychische Belastung"; Prof. Andrea Ahlbom, Instituit für Umweltmedizin am renommierten Karolinska Institut Stockholm: „Krebs durch Strom", u.v.a.

26 http://www.bfs.de/DE/bfs/wissenschaft-forschung/stellungnahmen/emf/neurodegenerative-erkrankungen.html

27 IARC Monographs on the evaluation of carcinogenic risks to humans, Band 102: Non-ionizing Radiation. Teil 2: Radiofrequency, Electromagnetic Fields. Lyon 2013, S. 419

28 International Agency for Research on Cancer, „Iarc classifies radiofrequency electromagnetic fields as possibly carcinogenic to humans" (PDF) Press Release Nr. 208, 31. Mai 2011, (IARC klassifiziert EMF als möglicherweise krebserregend für Menschen)

29 Dr. Neil Cherry et al., „Health effects associated with mobile base stations in communities: the need for health studies", („Folgen für die Gesundheit in Zusammenhang mit Funkmasten in Gemeinden: der Bedarf an Gesundheitsstudien") (Studie als PDF)

30 https://www.gluehbirne.ist.org/studien.php#umwelt_metalle_cfl_led

31 https://justgetflux.com/

32 https://ntrs.nasa.gov/archive/nasa/casi.ntrs.nasa.gov/19930073077.pdf

33 https://www.wju.edu/about/adm_news_story.asp?iNewsID=
    539&strBack=/about/adm_news_archive.asp

34 https://www.webmd.com/allergies/news/20051107/english-ivy-fix-allergies

35 Burden of disease from environmental noise. Quantification of healthy life
    years lost in Europe, WHO/Europe, 2011

36 https://www.nature.com/articles/nn0601_567

37 https://www.salk.edu/scientist/ronald-evans/

38 http://epubs.surrey.ac.uk/809887/

39 http://www.dgsm.de/downloads/dgsm/arbeitsgruppen/ratgeber/neu-
    Nov2011/Untersuchung_A4.pdf

40 https://edoc.ub.uni-muenchen.de/3885/1/Zacherl_Maria.pdf

41 https://www.eft-fuer-hochsensible-menschen.de/hpu-und-hochsensibilitaet/

42 https://www.therapiezentrum-gatzweiler.de/2017/08/09/fachartikel-
    hashimoto-thyreoiditis-ganzheitliche-diagnose-und-therapieoptionen/

43 https://www.ncbi.nlm.nih.gov/pubmed/20487183

44 file:///C:/Users/Richrath/Downloads/Der%20Schlaf%20von%
    20Frauen%20DIN%20A4%20-%20PFADE.pdf

45 https://www.ncbi.nlm.nih.gov/pubmed/17454163

46 https://www.ncbi.nlm.nih.gov/pubmed/21199787

47 http://www.hibody.co.uk/Exercise%20treatment%20for%20major%
    20depression.pdf

48 https://www.sciencedirect.com/science/article/abs/pii/S1755296611000317

49 Dr. Kelly Starrett, Juliet Staret, Glen Cordoza, Sitzen ist das neue Rauchen,
    Riva Verlag 2016

50 https://www.ncbi.nlm.nih.gov/pubmed/28138134

51 Baron KG; Reid KJ; Zee PC. Exercise to improve sleep in insomnia:
    exploration of the bidirectional effects. J Clin Sleep Med 2013;9(8):819-824.

52 R. M. van Dam, F. B. Hu, Coffee consumption and risk of type 2 diabetes: a
    systematic review. JAMA 2005; 294:97–104.

53 American Journal of Clinical Nutrition 2015; online 11. November).

54 https://academic.oup.com/cercor/article/27/1/718/3056256

55 Daniel G. Amen, Das glückliche Gehirn, Goldmann 2010

56 https://onlinelibrary.wiley.com/doi/abs/10.1111/acer.12006

57 https://www.ncbi.nlm.nih.gov/pubmed/21087289

58 http://www.thelancet.com/journals/lancet/article/PIIS0140-6736(18)30134-X/fulltext

59 http://www.ernaehrung.de/lexikon/diabetes/g/Glykaemischer-Index.php

60 https://www.umweltbundesamt.de/sites/default/files/medien/378/publikationen/hgp_dioxine_entwurf_25.04.2014_grau-ocker.pdf

61 https://pubs.acs.org/doi/abs/10.1021/jf200364w?prevSearch=%2528milk%2529%2BNOT%2B%255Batype%253A%2Bad%255D%2BNOT%2B%255Batype%253A%2Bacs-toc%255D&searchHistoryKey=

62 https://www.bmj.com/content/349/bmj.g6015

63 https://www.ncbi.nlm.nih.gov/pubmed/11888576

64 https://www.ncbi.nlm.nih.gov/pmc/articles/PMC4086365/

65 http://www.energypsych.org/?27

66 S. Kasper, M. Gastpar, M. u. a., Lavender oil preparation Silexan is effective in generalized anxiety disorder – a randomized, double-blind comparison to placebo and paroxetine. In: The International Journal of Neuropsychopharmacology. Band 17, 2014, S. 859–869, doi:10.1017/S1461145714000017.

67 https://www.ncbi.nlm.nih.gov/pubmed/21294203

68 https://www.ncbi.nlm.nih.gov/pubmed/469515

69 https://www.karger.com/Article/Abstract/117757

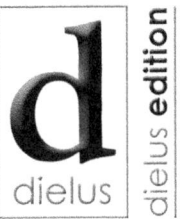

dielus edition
Bücher für ein besseres Leben

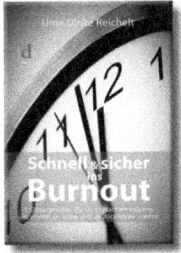

Uma Ulrike Reichelt

Schnell & sicher ins Burnout

5 Glücksgesetze, die Sie missachten müssen,
um schnell alt, krank und unglücklich zu werden
ISBN 978-3-9818928-4-0

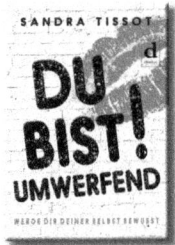

Sandra Tissot

Du bist umwerfend

Werde dir deiner selbst bewusst
ISBN 978-3-9819383-2-6

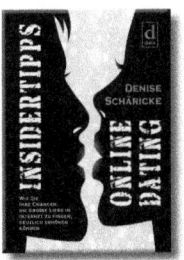

Denise Schäricke

Insidertipps Onlinedating

Wie Sie Ihre Chancen, die große Liebe
im Internet zu finden, deutlich erhöhen können
ISBN 978-3-9819383-0-2

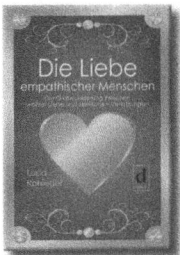

Luca Rohleder

Die Liebe empathischer Menschen

Die Gratwanderung zwischen
wahrer Liebe und seelischen Verletzungen
ISBN 978-3-9817975-8-9

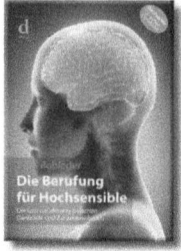

Luca Rohleder

Die Berufung für Hochsensible

*Die Gratwanderung zwischen
Genialität und Zusammenbruch*
ISBN 978-3-9815711-4-1

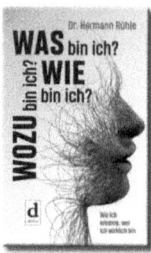

Dr. Herman Rühle

Was bin ich? Wie bin ich? Wozu bin ich?

Wie ich erkenne, wer ich wirklich bin
ISBN 978-3-9819383-4-0

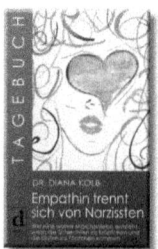

Dr. Diana Kolb

Empathin trennt sich von Narzissten

*Wie eine wahre Märchenliebe entsteht, wenn die
Schlechten ins Kröpfchen und die Guten ins Töpfchen kommen*
ISBN 978-3-9819383-6-4

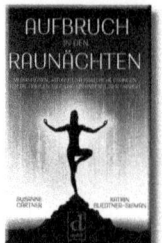

Susanne Gärtner, Katrin Bliedtner-Sisman

Aufbruch in den Raunächten

*Meditationen, Rituale und praktische Übungen
für die heiligen Tage und ein anderes Jahr danach*
ISBN 978-3-9820125-0-6

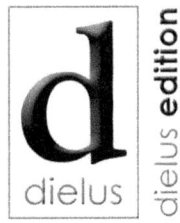

dielus edition
Bücher für ein besseres Leben

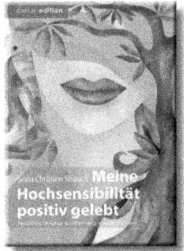

Silvia Christine Strauch

Meine Hochsensibilität positiv gelebt

Persönliche Einsichten aus einem langen,
bewegten Leben
ISBN 978-3-9817975-0-3

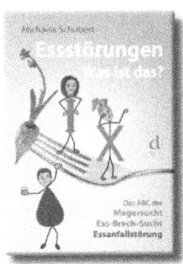

Michaela Schubert

Essstörungen – Was ist das?

Das ABC der Magersucht, Ess-Brech-Sucht
und Essanfallstörung
ISBN 978-3-9818928-2-6

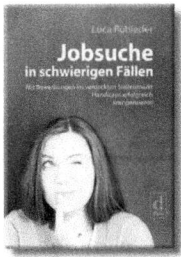

Luca Rohleder

Jobsuche in schwierigen Fällen

Mit Bewerbungen im verdeckten Stellenmarkt
Handicaps erfolgreich kompensieren
ISBN 978-3-9818928-0-2

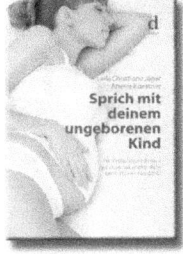

Leila Christiane Jäger, Anette Koestener

Sprich mit deinem ungeborenen Kind

Mit Meditationstechniken erfahren, wie es dem Baby geht
ISBN 978-3-9817975-2-7

Eigene Notizen